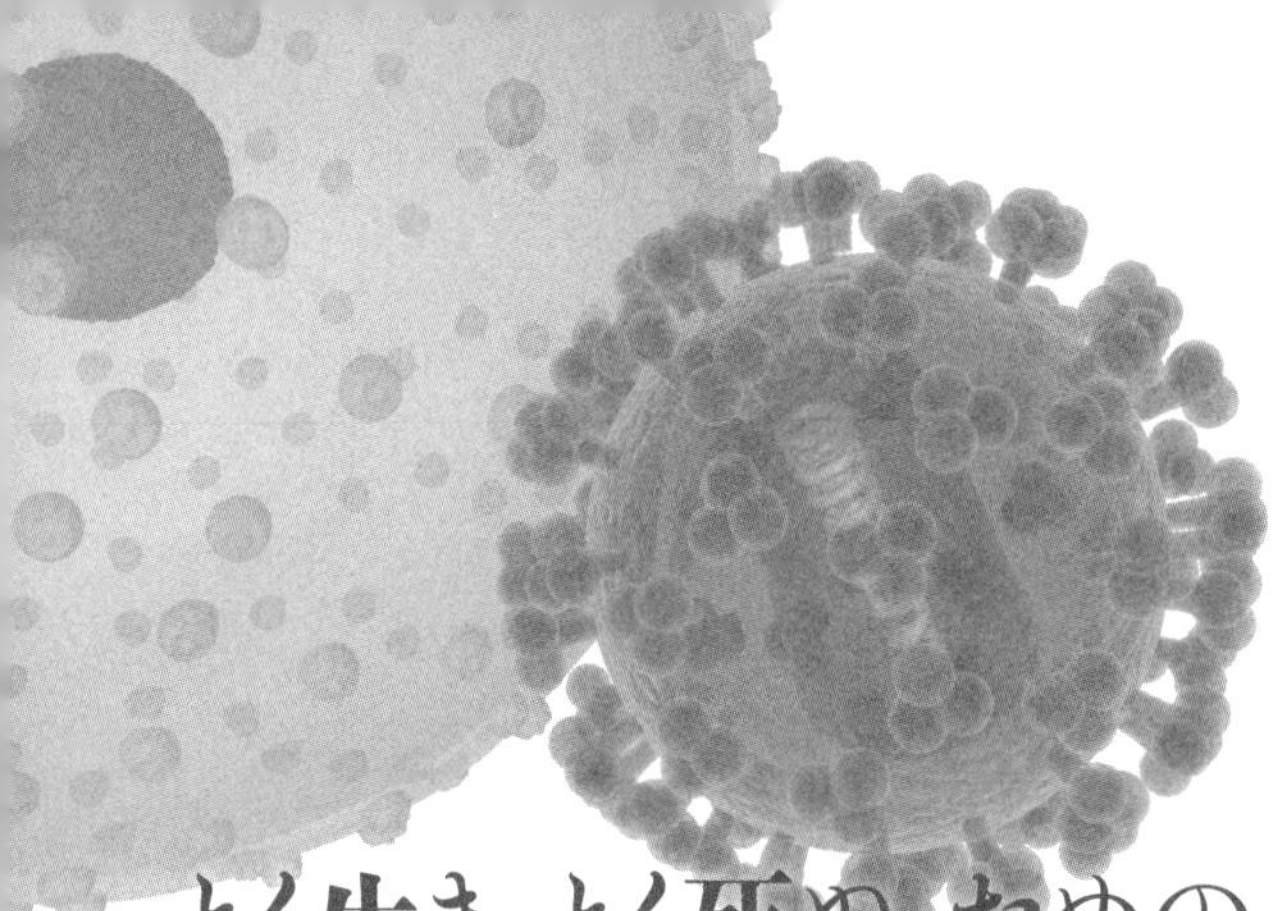

よく生き、よく死ぬ、ための

生命倫理学

Good Life and Good Death

— From Bioethical Points of View

篠原駿一郎・石橋孝明 編

SHINOHARA Shun'ichiro, ISHIBASHI Takaaki

ナカニシヤ出版

まえがき

私たちは然したる故もなくこの世に生を受けた。それにもかかわらず、私たちは、この苦難に満ちた生を生き抜かなくてはならない。その苦難は何故であるのか。それは、私たちが「よく生き」ようとする存在だからである。そして、そのよく生きるための努力の最後の仕上げが「よく死ぬ」ということであろう。この、よく生きよく死ぬという価値空間こそ倫理であり、倫理こそ人間を人間として特徴づけるものである。まさに、人間は倫理的動物なのである。

さて、倫理という広大な価値空間の中で、私たちがここで取り上げようとしているのは、私たちの生命にかかわる諸問題である。つまり、限られた時間の中に生きる私たちが、生老病死をどのように生き抜き、その中で私たち自身の生命をどのように処遇していくべきか、というのが本書の主題である。この主題を追究するのが、生命倫理学、あるいはバイオエシックス、と呼ばれる知的営為に他ならない。

かつて生命は、人為的介入の及ばない領域にあり、神秘に包まれた存在であった。物質世界を探究し操作してきた科学技術でさえ、生命現象については、注意深い観察や調査あるいは素朴な品種改良の域を超えることはできなかった。しかしながら、前世紀の後半以降の生命科学技術の発達は、その域をはるかに超え、私たち人間の生命の働きの解明のみならず、それに介入し、その操作や改変にまで力を及ぼそうとしている。

だれよりも早く生殖の仕組みを解明し、自然の采配に任せることなく新しい生命を生み出したい。だれも手がけたことのない身体部品の移植を成功させたい。自由に死をコントロールし、意のままに死期を決めたい。あるいはまた、脳や脳神経に介入し、心の病を癒し、あるいは心を読み取り、さらには操作したい。そのような際限ない生命科学技術の自律的な欲望の肥大化によって、生命は、物質と等し並に扱われ、合理的、実利的、功利的対象となりつつある。

翻って考えてみるに、これまで、私たちは、自然によって与えられた生命を畏敬し、慈しみ、守る、という生命観の中で、「いのち」の文化を醸成してきた。だが、前述した生命科学技術の生命への介入は、そのような文化そのものの変容を迫るものとなるであろう。もはや、「いのち」は畏れるに足らぬものとなり、その操作や改変の技術を競う対象と化し、生命の神聖性は失われつつある。私たちはこのような「いのち」が物質化される文化に身を任せていくべきか、あるいは伝統的な「いのち」の文化を守るべきか、あるいはまた、それを生かしながらも新しい「いのち」の文化を創造していくべきか、それは偏《ひとえ》に未来の倫理の創造にかかっているのである。

そして、倫理性こそ人間の人間たる所以であるならば、この倫理というものは科学技術の僕であってはならないのである。すなわち、科学技術、ここでは生命科学技術であるが、その自律的な発展を恣《ほしいまま》に振る舞わせておきながら、それに対して倫理がどう応じるか、という主客の順位関係であってはならないということである。そうではなくて、私たち一人一人が、まずは、よく生きよく死ぬためにいかなる倫理的価値を創造していくか、ということをしっかり見据え、そのパースペクティブの下に生命科学技術を制御し導くものでなくてはならないであろう。ここには、啓蒙され覚醒された意識をもつ市民による生命科学技術に対するシビリアン・コントロールが必要とされるのである。

生命倫理に関しては、すでに多くの類書が世に問われている。しかしながら、その多くは、今述べたような意味で、生命科学技術の進歩に対して市民の倫理が受動的に論じられているのではないだろうか。そこで編者たちは、その主客を逆転し、生命科学技術に対する創造的倫理の先行性を主張する倫理学書の必要性を痛感し、本書を編むに至った次第である。本書の執筆者たちが、そのような創造の端緒を開く、そのまた一端を担ってくれているかどうか、それには読者の忌憚のない評価を俟たなければならない。

篠原駿一郎

よく生き、よく死ぬ、ための生命倫理学 ＊ 目次

目次

目　次

よく生き、よく死ぬ、ための生命倫理学

I　生きることと死ぬこと

第一章　子どもたちと考える「死ぬことと生きること」

宗　弘昭

❖概　要

今日の子どもたちには死に対するリアリティが欠けている面がみられ、その結果いじめや自殺など、自他を傷つける事態に陥りやすいという主張がある。高校生の日常の授業のなかで安楽死や脳死、よい死に方などを考えさせると、多くの生徒が安楽死や脳死を肯定的にみており、精神的な終わりを命の終わりと考えていることが分かる。しかし、よい死に方という問いには、孤独には死にたくないという考えが多数を占める。このことは、自己決定中心の医療においても、他者とのつながりのなかで死を位置付ける必要性があるということを意味する。死ぬ者と遺される者が、互いに死を納得することが死の本質である。それは、もちろん自立した個々の人間が、そのうえで他者としっかりした関係をつくることで、突然訪れる死であっても受容でき、また死までの日々つまり日常をよく生きていくことであると考えることができる。

一　子どもたちが生命倫理と出会う

■死をめぐる教育について

死と生をめぐる子どもたちの思考は、やはり社会的なものであって、社会のなかではぐくまれたり、歪められたりする。阪神・淡路大震災と神戸の小学生殺害事件の衝撃から設立された「兵庫・生と死を考える会」は、会の編著である『子どもたちに伝える命の学び』（東京書籍、二〇〇七年）のなかで、会が二〇〇四年に行なった小学校から中学校までの調査結果を掲載している。それによると、命には限りがあるという意識は九歳までには確立すると考えられているが、人間は死んでも生き返るというものも十数パーセントいる。死が恐くないという者は死んでも生き返ると考える傾向がある。また、死はだれにでも訪れるという意識が確立していない子どもは、自殺や他殺を許容する傾向がある。小学校高学年から中学校では、「死ね」という言葉を日常的に使う子どもや、自傷行為を行なう子どもは死の普遍性の認識が低い。つまり死の普遍性や命の有限性の認識が低いと、死が恐くない、ひいては自殺や相手が死に至るまでいじめるような行為に陥りやすいという指摘である。

このような問題意識から、近年では死と生を扱う授業に取り組んでいる学校も増えてきた。その一つが、アルフォンス・デーケンの提唱した「死の準備教育」に影響を受けたと思われる、先に挙げた

「兵庫・生と死を考える会」作成の八回にわたる授業プランである。このプランは、命のつながりや死別・喪失体験を学んで、生かされている命のすばらしさで締めくくられる組み立てである。その他、埼玉県の高校教諭である熊田亘が、公民科の科目である「倫理」の授業などを通して組み立てた「死の教育」プラン、慶応義塾高校における高橋誠の家庭科での授業〈柚井孝子編著『死の人間学』〈お茶の水女子大学21世紀ＣＯＥプログラム　誕生から死までの人間発達科学　第六巻〉金子書房、二〇〇七年に詳細所収〉なども、「死の準備教育」の影響でつくられているといえるだろう。

これに対して、鹿児島国際大学の種村エイ子は自身のガン患者としての体験から、小学生などの子どもたちに対して、命をあつかった絵本の読み聴かせによる「いのちの授業」を行なっている。種村自身も、生や死に関する絵本スタイルの授業書を出版している。種村に影響を与えたのが、石川県で長年、性や生死を授業のなかで取り上げ、子どもたちの生活体験を通して心を揺さぶる学級経営を行なっている金森俊朗である。

しかし、問題はこれらの取り組みが学校教育のなかで当たり前になっているわけではないということである。一方では、若者が生き難さや生の実感の乏しさを訴え、少年の殺人や自殺に社会が驚いている。他方では、医療の発達の状況を深く知ることなく成長し、自身や家族が生死にかかわる瀬戸際で初めて、人の生死を分かつ判断を迫られるのである。ここでは子どもたちの死生観や、医療に対する考え方を分析することで、子どもたちに、死や生に対してどのように向きあって欲しいかを明らかにしたい。

■高校の授業から

子どもたちが生と死にかかわる価値判断について学ぶのは、多くの場合、高校の「現代社会」か「倫理」という科目である。全国の多くの高校で採用されている標準的な教科書（『高校現代社会　新訂版』実教出版、二〇〇八年発行）では、テーマ学習の扱い（国際化や宗教、環境問題など五つの分野から二つを選択するなかの一つとして）で、「科学技術の発達と生命」という項目を立てている。内容は、導入として出生前診断についての説明、意識調査（一九九六年、「京都ダウン症児を育てる親の会」調べ）を載せている。次に、先端医療と死の意味、人工生殖技術や終末医療と患者の自己決定権、バイオテクノロジー、脳死と臓器移植の現状と課題について解説している。

このような教科書の内容は、他の出版社もだいたい同じである。生命倫理に関するものが高校教科書に導入され始めたときは、臓器移植法が成立して移植医療が日本でも始まったころであった。したがって、脳死や移植の説明、人の死の在り方の変化などを扱ったものが一般的であった。しかし、近年は人工生殖技術や遺伝子診断なども取り上げられるようになった。教科書によっては臓器売買や医療資源の公平な分配を扱うものもある。

授業では延命治療が進んだ今、尊厳死や安楽死に賛成かどうかを取り上げた。教科書は終末期医療の問題として、「「生命の質（ＱＯＬ）」の観点から自然に死をむかえる「尊厳死」を望む人が増えている」（『高校現代社会　新訂版』実教出版）と述べている。また、「これに対して、患者本人の意思に基づき、投薬などによって死期そのものを早める安楽死は、医療行為としての倫理性もふまえ認められないというのが一般的である」（前掲書）としている。これらを読んだうえで、一年生約二百人に聞いてみると、尊厳死に賛成の者が九割以上おり、安楽死には八割強が賛成した。

尊厳死・安楽死に賛成する意見の代表的なものは以下のとおりである。まず延命治療に対しては、「延命治療といっても結局はその場しのぎで、「救命」ではない」という否定的な見方が多い。そして、「死に関しては個人の意志である」という立場が大多数であった。これは「最後ぐらい自分の意志で死に方を決めていいと思う」という自己決定尊重の立場である。そして、「親族や関係者も本人が楽に逝けるように、悲しくても、その人のことを考えるべきだと思う」という声に代表されるように、本人の自己決定優先の意見が多い。そしてその背景には、延命治療に否定的な意識から分かるように、ただ生きているだけであること、つらい治療や苦痛のなかで生きるだけであることに対する拒否感がある。無理に生かされるくらいなら死んだほうがよいという気持ちの表われなのである。

■私にとっての死

次に脳死と臓器移植の知識や脳死が人の死であるかということについて学んで、どう考えたかである。尊厳死や安楽死への賛否と重なるのが脳死への態度である。先ほどの二百名の生徒のうち八割強が脳死を人の死だと考えている。その理由は「意志がない」「感覚がない」「心臓が動いているだけでは機械と同じ」「脳が人間の活動をつかさどっているから」などである。これは生の側からいえば、先ほど述べた尊厳死などへの態度と重なる。つまり高校生たちは、人間にとって精神活動がなければ生きているとは思わないし、あるいは生きていたいとも思わないのである。ただ、この点では発言をよく吟味する必要がある。脳死が人の死であると考えてよいという者のなかには、「どうせ生き返らないから」や「死んだも同然である」という表現をするものも多い。

人間が生きている時に一番大切なものは感情であったり、何かを考えることだと思う。その人の感情がなくなったとき、体だけ生きていても意味がない気がする。

この意見は、典型的なもののひとつである。「私」が生きているということは私の意識なしに確かめることはできないからだということはよく分かる。しかし、よく考えてみると私の意識の終わり以後の私の存在は、私にとっての意味はないだろうが、それがそのまま生の終わりや死であるといえるのだろうか。「脳死はまだ「死」ではないと思います。もちろん長く続かないのは分かっていますが、生命活動は続いています」という意見があった。心臓が動いているのだから死ではないという意見も多かった。確かに、全生命活動の終わりが死であるという立場もあるだろう。この点で、心臓死と脳死は対立する。ただ、ここで言いたいことは、単に生命活動の継続の問題ではない。脳死か心臓死かということに対して、多くの人びとがまず考えることは、客観的な定義か私にとっての定義かである。しかし、死にはそれ以外の立場もあるのではないかということを、死とはなにかという観点から考えてみたい。

二　死とはなにか

■死んだらどうなるか

最近の死をめぐる医療について高校生の答えをみてきたが、彼らは死そのものをどのように考えているのだろうか。授業でも「死んだらどうなるか」ということを聞いた。高校一年生の答えはさまざまであった。死んだら終わり、命が停止し生き返らないと思うものは、もちろん大半であって、生き返る、生まれ変わるという答えは少数であった。身近な人が亡くなる体験をもった者は、明確な死のイメージをもっているようである。

人間は死んだら何もかもがストップするんだと思います。前世とか後世とか、そんなことを考える人がいるけれど、私はそうは思いません。……こんなことを考えるようになった最初のきっかけは、小五のときの友達の死です。持病も何もない健康な女の子が、ある日突然、小脳の血管が切れ、意識がなくなり、一週間後に亡くなりました。この事は私にとってかなりの衝撃でした。病気や事故でしか死なない、そう思ってきた私は、その時すごく恐くなりました。人が生きているのは、心臓がただひたすら動いているから。あと一秒後にこの心臓は止まっているかもしれない。当時はそんなことも考えました。今でも時々、ふと自分の体が不思議で、恐くなることもあります。死んだら生まれ変わるとか、そんな考え方は、おそらくテレビの見過ぎやゲームのし過ぎではないかと思います。ゲームにいたっては、ほとんど全てが、戦う↓死ぬ↓生き返る↓戦う……の繰り返しだからです。（女子）

この女子生徒は、死がだれにでも、前置きなくやってくるということ、そして死とは終わりであるということを、友人の死から実感した。

これと対照的ともいえるのが、二〇〇四年に起こった佐世保での小学生殺害事件である。このときの加害者の少女が被害者に会って謝りたいと言ったことが、大きく取り上げられた。加害者は死が取り返しのつかないものだと認識していないということであった。この事件の後にNHKが放映したドキュメンタリー『子どもが見えない』（二〇〇四年九月放映）やその内容を出版した『子どもが見えない』（ポプラ社、二〇〇五年）では、二〇〇三年に財団法人「子ども未来財団」が行なった意識調査で、対象の小中学生の約二二パーセントが死んでも生き返ることがあると答え、死んだらもう生き返らないと考える者は三分の一しかいなかったと報じた。死が取り返しのつかないものであるという意識が薄れていることが、少年の自殺や殺人につながっていると指摘したのである。

■死は一人の死ではない

先ほどの高校生もいうように、今生きていることの不思議さと恐ろしさ、いつでも死ぬ可能性への恐怖がある。その恐怖についてある女子生徒は次のように語っている。

私は肺が弱く、小さいころから何度も入院してきました。入院先では何人もの人が死と向かい合わせのところにいました。その人たちが死に対して恐れるわけは、自分が無になってしまうから。自分がいなくても世界が変わらず回り続けるから。そんなところです。私自身、小2のとき、喘息で死にかけました。体中から力が抜けていって、水の中にいるような感じでした。苦しみなんてなかった。頭がボーっとして今まで過ごしてきた日々を思い出し……。走馬灯ってやつですかね。その後から死についてよく考えるようになりました。……私は何らかの形でこの世に残れるものだと信じている。これは願望かもしれないが。

死が恐ろしいのは自分だけがこの世から消えるからであるという感覚は、もっとも端的な孤独感だといえる。われわれにとって、孤独ほどつらいものはない。この実感をもつことは、自ら死を求めることはしないという態度につながるだろう。実は今回、授業に付き合ってくれた生徒たちは、先ほど述べた佐世保での小学生殺害事件の当事者たちと同じ世代なのである。ある生徒は次のようにも述べている。

死ぬとは、みんなと別れて、みんなと二度と会えなくなること。悲しいこと。死んだら親や友達が悲しむ。佐世保で私と同年の子どもが同級生を殺した事件が起きたとき（小学校六年の時――筆者注）、死について考えた。死んだら生まれ変わるとかありえない。人の命をうばう権利は誰にもない。そんな（死んでも生まれ変わる――同）考え方の人がいるから、このような事件が生まれるのだ。

先に長い引用をした二人の高校生の発言にもあるように、死はだれにでも、突然に、他のすべてから私だけを引き離すものである。だからわれわれは、その対極の生を大切にしよう。「殺す」だの「死ぬ」だの簡単に言ってしまうことは、何と愚かなことであろうか。

ただ、ここでもう一つ注意してほしいのは、怒りや悲しみだけではなく、そのよってくるところ、孤独感だけではなく、そのみなもとが他者との関係にあるということである。死は他者から私を引き離すから耐えがたい。また、死のうとしている人の周囲にいる者にとっては、彼がわれわれから離れていってしまうから悲しいのである。脳死や尊厳死を、客観的な立場や私が医療の場で死ぬ時といった場面で考えると、われわれは自己決定や、死に行く過程である脳死を端的に人の死と考える。しかし、死が人と人との関係のなかで語られるものであれば、また違った見方が必要とされるのではないだろうか。

■あなたの死と私

身近な者が亡くなるとき、われわれはさまざまな感慨をもつ。ある人は、最近、父親を亡くしたが、寝たきりの父親を見ながら、もうすでにこの人の人生は終わっていると考えていたそうである。その意味は、息子である彼からみても、父との関係は終わったこと、過去のことという感覚だったそうである。だから、父親が亡くなったときには、死んだというよりはモノに帰ったという感慨しかなかったといっている。しかし、ある高校生はまた違った印象を次のように語っている。

死ぬとは永遠の別れ。思い出は残っているだろうけれど、二度と会えない、話せないのは事実。死んだ後は無の世界なんじゃないかな。でも、死んでしまっても、その人の心は私の中にあるみたいなのも、もちろん在り得ると思う。完全に無になるわけではないと私も思います。私には脳腫瘍で亡くなった同級生がいます。彼は私の中で生きています。彼の家族の思い出と一緒に。最後まで病気と闘った彼の姿は私に勇気をくれたし、生きることの素晴らしさ、意味を教えてくれました。彼のことは一生忘れません。（女子）

親しい者の死は、つらいことである。死者とは存在を失ったものであることは受け入れざるをえない事実である。しかし、そのような人が「私の中で生きて」おり、私にさまざまな力をくれている。

もちろん、これは単に死者一般と遺された者という関係で成り立つことではないだろう。亡くなった同級生が元気であったときからの、生きていたときの関係が、彼女にこのような言葉を生み出させた。また彼女にこのような生き方を見出させたのである。

このような死者とのかかわりは、若者に特徴的なものではない。日本だけでなく東アジアでは、祖先を祭り、盂蘭盆会《うらぼんえ》のように定期的に死者と対話してきた。そうすることで死者は生きているわれわれの力にもなる。また、近しいものが亡くなると、四十九日や一周忌、三回忌と死者を弔い、思い出す儀礼を行なう。そして、だんだんと死者は祖先というまとまりのなかに埋もれ、特定のだれかではなくなっていく。そうすることで遺された者は死を受け入れていくといえるだろう。

■死とは死の受容である

このように考えると、死とはある瞬間であったり、死ぬ私だけのものではないともいえるだろう。もちろん、法律的には死亡時刻を確定させねばならない。しかしたとえば、尊厳死や安楽死が本人の自己決定であることは分かるとしても、「命はその人だけのものではないので、周りの承諾は必要だと思います」という意見や、脳死移植のドナーになることについても「親族等の決定が重要だ」という意見も生徒のなかに少なからずあったことは、死が本人だけのものではなく、遺される人びととのかかわりのなかで形成されるものだということを物語っているのである。子どもを亡くした親は、しばしばその死を受け入れることができない。子どもの思い出とともに、自分を責めながら長い時を過ごす人も多い。死は受容されてこそ死となるのである。

死の受容は、死に向かう私が私の死を受け入れていく過程と、死に向かう他者を看取る私が、他者の死を受け入れていく過程という二つの側面をもっている。たとえば、初めに紹介した慶応義塾高校の高橋誠は、死に方を学ぶ、上手に死ぬことは上手に生きることというコンセプトを生徒に提示している。そのうえで、具体的には健康問題や肉体的だけではないさまざまな死、デーケン氏の悲嘆のプロセスなどいわゆる「死の準備教育」、K・ロスの死の五段階のプロセス、また親しい者の死を受け入れるための喪失体験、看取りの準備など、二つの側面に配慮したカリキュラムを組んでいる（詳しくは、前掲『死の人間学』を参照いただきたい）。

死を学ぶとはいっても、それは科学や文学を学ぶようにはいかない。それは、死が必ず私に訪れるからである。しかも、ほとんどの場合は老衰などの大往生ではなく、病気になったり、事故にあったり、不条理ともいえる仕方で死に直面することになる。このような死との出会いに、どのように応えていくかは、やはり学ぶ必要があり、それは一つは知的にであり、もう一つは価値観あるいは人生観としてわが身に備わるように学ぶことである。

三　よく死ぬこととよく生きること

■よい死とは

初めに取り上げた脳死や尊厳死の問題から分かるように、死あるいは生には「よい」と「悪い」があるということが前提とされている。では、「よい」とはどういうことだろうか。

幸福な死、よい死に方とはどんなものだろうかということを子どもたちに考えさせた。大多数の答えを組み合わせると、「この世に未練なく、寿命をまっとうして、苦しまずに、後悔なく穏やかに自然に死にたい」になる。そして、その反対にしたくない死に方は「他人に自分の人生を断ち切られること」つまり事件や事故に巻き込まれて死ぬことであり、自殺もふくめて人生を突然中断されるような死に方である。また、よい死として子どもたちがあげることは、「親しい人に囲まれて」「家族に見守られて」「人々に惜しまれながら」の死である。「孤独死はいやだ」と言った者もあった。さらに、「人に迷惑をかけずに」「人の役に立ってから」という者も多かった。五年ほど前に、他の高校でも同じような授業をしたが、そのときの答えも「寿命、老衰で苦しまずに、納得のいく死に方、家族や親しい者に見守られて」死にたいというものだった。若者たちの平均的な希望であると考えてよいだろう。また、年齢にかかわらず同じような死に方を望ましいと考えることも推測される。次に二人の女子生徒にとってのよい死を紹介する。

私は周囲の人が受け止めやすい死に方をしたいです。たとえばそれは、寿命だったり、病気だったとしても、自分の生き方を貫いた死に方をすることだと思っています。周りの人が受けとめやすい死は、(周りの人が私を憎んだりしていない限り) 見守られて死ねると思うので、そんな死に方をしたいです。

自分が死ぬとすれば、生きれるだけ生きて、世の中の変化をしっかり見た後、急にぽっくり逝きたいですね。それも、周りのみんなに迷惑をかけないよう、直前までできるだけ元気で。……ただ、自分の身の回りの人が死ぬ場合、前もって知っていたいです。急に死なれたら、やはり悔いとか残ってしまいそうで……。感謝の気持ちとか、伝えたいことを全部伝え切りたいです。でも、前もって知るようなことは不可能なことだから、日ごろから伝えなくてはいけないのかなと思っていたり……。先生こそ、どうなんですか？

他者から自分の死を受けとめてもらえるような、また他者の死を納得できるような関係をつくることが、よい死であると考えていることが分かる。つまり死とは死の受容であることを、二つの発言から読みとることができるだろう。

「先生こそどうなんですか？」という問いかけは、授業を行なっている教師にとっては厳しい質問である。私は最近父親を亡くした。それなりに高齢になって亡くなったということを差し引いても、多くのわだかまりを残したままになっていることが悔やまれる。父自身も納得のいく死ではなかったと思われるが、何十年も置き去りにしてきた葛藤やこれからの家族のことなどを、もっと率直に話し合っておけばよかったと思う。そのような悔いは、私自身がこの世から消えるまで続くだろう。そして、これは他の家族と私との関係にも、重しとなって残る予感がする。授業の結果は、授業する者自身の課題でもある。

■死は自分自身の死である

死とは死にゆくものと、看取る者のあいだの死の受容であるということを述べてきたが、それでも死の主体は自分自身であるということは、忘れられてはならないであろう。今回の授業でやや驚きを感じたのは、死というものを実感した経験の少ない高校生たちのなかに、遺された人に迷惑をかけないように死にたいと答える者が、比較的多くいたことである。このような生徒は尊厳死や安楽死を許容している。「よい死」が他者に迷惑をかけないことであるなら、私が生きていることが社会にとって望ましくないなら死すべきであると考えることにならないだろうか。どんなに醜く生きても生きていたいと考えることを好ましくないとすることには強い違和感を覚える。生徒たちのなかにも、尊厳死や安楽死に否定的な立場のなかに「与えられた命は精一杯生きるべきだ」という意見がある。「よい死」志向が自己の生への否定につながらないようなバランス感覚もまた必要だといえるだろう。

これは移植医療におけるドナーの在り方にもかかわる問題である。授業のなかでも、臓器移植への（提供者になることについての）反対意見はほとんどなかった。ある男子生徒は次のように述べている。

脳死はまだ「死」ではないと思います。もちろん長く続かないのは分かっていますが、生命活動は続いています。ただ、自分が仮に脳死状態になったら、自分の臓器を世界の内臓を必要としている人々に提供したいと思っています。日本では治療の際に外部から口を出す人がいますが、臓器を提供する側と受け取る側の合意の上でなら、素晴らしい治療と思います。

このように脳死を人の死としない者も、臓器移植は望ましい治療であり、ドナーになることは望ましい行為であると考えている。生徒のなかには、「命のリレー」や「レシピエントの中でドナーが生き続ける」といったことを述べる者もあり、移植医療はドナー、レシピエント双方にとって望ましい医療なのである。死をどのように定義するかは、臓器移植を法的に可能にするために必要なことである。

しかし、ドナーになることが生徒たちの一般的感情から、このように肯定されるならば、生きていても仕方ないような「わるい生」が、死すべき者とされないかという危惧も感じるのである。臓器提供や安楽死への社会的圧力が杞憂だとも思えない状況が来るのではないかと考えられる。そのような意味では、先ほどの生徒の意見にあるような、「外部から口を出す」ことも必要なのではないだろうか。

■死の教育を学校に

われわれにとって「死ぬことと生きること」は、自然科学や社会科学と違って客観的にとらえきれない課題である。自分自身の生きざまが問われている。しかし死生観は社会的に形成されるものでもある。そうであれば、「死ぬことや生きること」について客観的な知識として、また主体的な「死にざま」「生きざま」として身につけることは、家庭だけでなく学校のような社会でも取り組まれなければならない。

中学校の学習指導要領が昨年改訂されたが、その解説には次のように書かれている。

……近年、生徒の生活様式も変化し、自然や人間とのかかわりの希薄さから、生命あるものとの接触が少なくなり生命の尊さについて考える機会を失っている。また、中学生の時期には、健康に毎日が過ごせるためか自己の生命に対する有り難みを感じている生徒は決して多いとはいえない。身近な人の死に接したり、人間の生命の有限さやかけがえのなさに心を揺り動かされたりする経験を持つことも少なくなっている。そのためか、生命軽視の軽はずみな行動につながり、社会的な問題となることもある。……例えば、自分が今ここにいることの不思議、生命にいつか終わりがあること、生命はずっとつながっていることなどを手掛かりに考えさせることができる。自らの生命の大切さを深く自覚させるとともに、他の生命を尊重する態度を身につけさせることが大切である。さらに、……人間の生命は、人間関係の中で保たれるという側面があることも考えることが求められる。一人一人の生活、居場所が保障されることで、人間は、その生命を全う

できることも忘れてはならない。（二〇〇八年三月告示の新しい学習指導要領　道徳の解説　文部科学省作成）

文部科学省も、このように若者が死や生に向き合うことが困難な状況をふまえ、学校という場全体で、取り組みを強めるよう促している。家族の死に責任を感じ、自らを傷つける若者もいる。一方で、本気ではないからと、平気で「死ね」を連発する若者がいる。われわれは、それは本人の問題ではなく、われわれ自身の問題として同じ場所で向かい合う必要がある。ケータイでつながる希薄な人間関係しかないなどと、マイナスに語られることの多い若者たちである。死について取り上げることが、生への突破口になるとわれわれは認識すべきである。文科省の指摘にこたえるようなやり取りは、授業のなかで、「死にたいと思ったことがあるか」を書かせたなかにあった。ある女子生徒は次のように書いている。

私は死にたいと思ったことはありません。でも周りの人に何人か、そういった人を見てきました。共通しているのは性格が明るいほうだったということです。おもてでは明るくしゃべっていながら、かげではかなり深い傷を負っている。そんな人でした。「死にたい」……そう言われても、なんて励ましていいのか、逆に私の言葉が重荷になるのではないか、など、何と言ったらよいのか全然わからなくて、相手はせっかく私に話してくれているのに、私はありふれたことしか言えませんでした。

この生徒は、生きられない人もいるのに死ぬなんて間違っている、などという言葉はきれいごとにすぎないと思うようになったといっている。しかし、彼女が対等な人間同士として、「死にたい」という友人の話を真剣にとらえたこと、友人がそのような居場所をもつことができたことは、高い立場から何か説教じみたことを言わなくても、大きな支えになったのではないか。このような体験の共有化が、難しいけれども死に向き合い、生を全うする若者になってくれるために必要なのだと考えるのである。

■推薦図書案内

島薗進・竹内整一編『死生学［1］死生学とは何か』（『死生学』全五巻）（東京大学出版会、二〇〇八年）

死生学を体系化しようという、編者らの試みをシリーズ化したもので、東京大学の二十一世紀ＣＯＥ「死生学の構築」プロジェクトから生まれたものである。第一巻は死生学の全般的定義づけや生と死をめぐる常識的な言説を吟味しており、概略を知るうえで有効である。

袖井孝子編著『死の人間学』〈お茶の水女子大学21世紀ＣＯＥプログラム　誕生から死までの人間発達科学第六巻〉（金子書房、二〇〇七年）

少子高齢社会という新たな段階を迎えた日本で、心理学や医療、教育など様々な分野の研究者・実践家による死の研究である。幼児期から病床まで、死をどうとらえるか、どう教えるかについて、日本の現状を全体的に知ることができる。

山田泉『「いのちの授業」をもう一度』（高文研、二〇〇七年）

著者は中学校の養護教諭として、問題を抱える多くの生徒を見守り、自身もがん患者として身をもって生と死を語ってきた。筆者と同じ年齢であるが、二〇〇八年十一月に亡くなられたことがたいへん残念である。この本で山田さんの実践を振り返りたい。

第二章　ビハーラの仏教的意義

――日本浄土教における死生観――

脇　崇晴

❖概　要

本章ではビハーラの仏教的な意義づけについて考察を行なう。

二ではまず提唱者である田宮の掲げる理念から、ビハーラが死に臨んだ人びとのために看取りと医療が行なわれる場であることを押さえる。また、ビハーラが医療による癒しだけでなく、宗教的な救いも重視することから、医療側の看護のあり方と患者当人の救いの両面からビハーラを理解すべきことを述べる。

三では看護する者の側に立って、主に慈悲という観点から、ビハーラにおいて苦痛緩和ケアや介護を行なう仏教的意義について検討する。仏教の社会福祉への参与は究極的には生きとし生けるものへの慈悲の実践としての菩薩道に基づく。

四では、患者当人の問題として、死の受容の問題について考察する。源信に代表される日本の浄土教では「臨終正念」が望ましい死の迎え方とされ、平生から穏やかに死んで行けるよう阿弥陀仏と浄土に心を向けることが肝要となる。そうした浄土教の臨終のありように準えて、われわれの死のありようについての考察も試みる。

一　はじめに

末期癌のような不治の病で余命いくばくもなく死に直面したとき、あなたはなにを願うだろうか。残された願いはただ心静かに死を迎えたいということではないだろうか。終末期をどう迎えるかという問題に対して、一九八〇年代初頭から、末期患者に対して無理な延命をせずに苦痛の緩和や介護を施し、患者が残された人生をできるだけ苦痛がなく有意義に過ごせるような場を提供するホスピスが広まってきた。ホスピスは「苦痛緩和ケア（palliative care）」とも呼ばれる。

それに対応する形で、仏教の側でも一九八五年田《た》宮仁《みやまさし》によって「ビハーラ」が提唱された。ビハーラは「「仏教ホスピス」という表現に替わる、「仏教を背景としたターミナルケアの呼称」」[1]として始められた。ビハーラという呼称は「休養の場所」「安住」などを意味するサンスクリット語に由来する。仏教ではかつて病人の看取りの場として「無常院」や「往生院」といった施設があった。現在の日本では各地にビハーラ病棟が設けられ、仏教系の大学などで専門のビハーラ僧の育成もなされている。本章では、ビハーラが仏教を背景とすることの意義を考えていきたい。

まずビハーラの提唱者である田宮によりながら、ビハーラの理念と活動について押さえ（二）、さらに看護する者（医師、看護師など）と看護される者（患者当人）という二つの観点から、前者（看護する者）について苦痛緩和や介護をすることの仏教的な意義を検討し（三）、最後に後者（看護される者）がどのような形で死を受け止め、迎えることができるかという死の受容の問題について考察する（四）。

二　ビハーラの理念と活動

■ビハーラの理念

提唱者の田宮はビハーラの理念を三つにまとめている。

（一）　限りある生命の、その限りの短さを知らされた人が、静かに自身を見つめ、また見守られる場である。

（二）　利用者本人の願いを軸に看取りと医療が行われる場である。そのために十分な医療行為が可能な医療機関に直結している必要がある。

（三）　願われた生命の尊さに気づかされた人が集う、仏教を基礎とした小さな共同体である（ただし利用者本人やそのご家族がいかなる信仰をもたれていても自由である）[2]。

このように特定の宗教・宗派を越えて、死に臨んだ人びとが「静かに自身を見つめ、また見守られ」、「看取りと医療」が行なわれる場を提供することがビハーラの目指すところである。ホスピスと同様にビハーラでも医師、看護師をはじめ、さまざまなスタッフ（ソーシャルワーカー、検査技師、薬剤師、管理栄養士、事務職、ボランティアなど）がケアに携わり[3]、病棟では個室が設けられ、鎮痛剤の投与による苦痛の緩和および食事や入浴など身の回りに関する介護を受けることができる。患者本人だけでなく、その家族もケアの対象となる。

その大きな特徴は、病棟内に仏堂が設けられ、専門のビハーラ僧がスタッフとしてつくということである。田宮が開設にかかわった新潟県の長岡西病院に日本ではじめてビハーラ病棟が作られた。仏堂には「仏像が安置され、香が焚かれ」、朝夕のお参りが行なわれる[4]。ビハーラ僧による読経や法話も行なわれる。「静かに自身を見つめ、また見守られる場である」という理念の具体化として、防音性にも気を配るなど、「簡素にして豊かな静かなる空間」を作るよう工夫されている[5]。

ここで、ビハーラの理念のポイントを押さえておこう。まず「限りある生命の、その限りの短さを知らされた人」が対象であることから、ビハーラが終末期を迎えた人のための場であるといえる。それから、その終末期を迎えた人に対する「看取りと医療が行なわれる場」であるので、苦痛緩和ケアや介護が提供されることが想定されている。そしてなにより、そうした看取りや医療は「仏教を基礎とした」ものであるということが重要である。

しかし、上の三つの理念が基礎とする仏教思想とはどんなものか、必ずしも自明ではない。なぜビハーラがターミナルケア（終末期医療）としての看取りと医療が行なわれる場であり得るのかについて、ビハーラの理念や活動に対する仏教的な意義づけが必要となる。

■癒しと救い

ビハーラにおいて見逃せない重要なことは、そこでのケアが仏教という一つの宗教的な立場に立ったものであるということである。田宮によれば、「ビハーラ・ケアは単なる看取りや看護ではなく、「救い」を伴うものでなければならない」[6]とされ、宗教的な色合いの強いものとなっている。つまり、医療面での癒しだけでなく、宗教面での救いも重視するところがビハーラの特色であるとされる[7]。そこで、癒しや救いの意味するところを整理しておかなくてはいけない。

田宮によれば、癒しは医療行為によるものであり、救いは宗教的な事柄に属する。それを踏まえて考えると、癒しに必要なこととして、肉体的な苦痛の緩和とか身の回りの世話や（心理的、社会的な）悩み相談とかいったホスピスで主となるケアはおおむね「癒し」に必要な事柄となる。

宗教的な問題にはさまざまな心の問題が含まれるが、少なくとも、ホスピスでいう「スピリチュアルケア」が「救い」の問題には欠かせない。スピリチュアルケアは人間の根本的な苦しみに対して行なわれ、宗教の問題としては自己と超越者（神や仏）との関係や死後の問題にかかわるものである。

宗教の問題は最終的な安心《あんじん》、つまり自己の「魂」（いわば心の中核）が究極的にどこに安らぎを見出せるかという問題であるから、救いは患者当人の自己の根本的なありように深くかかわってくる。

上のことを考慮すると、看護する側（医師や看護士などのスタッフ）の（仏教的）理念だけでなく、看護される側（患者当人）の心のありようもまた、ビハーラでは重要な問題として考えなくてはいけない。そこで、**三**ではまず看護する側の問題として、ビハーラが「仏教を背景としたターミナルケア」であることの意義を検討し、それから**四**で患者当人の「死の受容」の問題を仏教とのかかわりで考察する。

三　慈悲に基づいた苦痛緩和と看護

■生老病死の問題と苦痛緩和

ここでは、医療行為として、なぜ延命治療をやめて苦痛の緩和をするのかに対する意義づけを行なう。

生、老、病、死という、生きている限り避けることのできない根本的な苦しみからいかに脱却するかが仏教のもっとも基本的な問題である。そうした苦しみはさまざまなものへの執着を起させる煩悩から生じる。貪《とん》（貪欲）・瞋《じん》（怒り）・癡《ち》（愚かさ）は仏教で「三毒」といわれる根本的な煩悩である。これらの煩悩に囚われないで執着を離れることが安楽を得る道である。

末期癌のような治る見込みのない病気に対して無理な延命治療をすることは生への執着であり、苦しみを助長するだけである。実際、末期癌の治療では抗癌剤の強い副作用や度重なる検査によるストレスなどが患者にとって大きな負担となることが、つとに指摘されている。むやみに苦しみを増やすことは、苦しみから脱却しようとする仏教の主旨に反する。それゆえ、無理な延命治療は中止しなくてはいけない。

生に執着しないというとき、そのことは田宮のいう「願われた生命の尊さ」に抵触するのではないか。その問題に対しては、仏教の人間観によって答えることができる。仏教では天・人・阿修羅《あしゅら》・畜生《ちく しょう》・餓鬼《がき》・地獄という六つの世界の輪廻《りんね》（死んでは生まれ変わること）を説くが、人間に生まれ、しかも仏教に出遇うということはごくごく稀なことであり、きわめて困難なことであると捉えられる。人間として仏教と出遇ったからにはただ仏道へと心を懸けて生きなくてはいけないというのが仏教者としての生き方となる。

そのようにして、人間としての生命は、仏教と出遇い、それへといざなわれるという限りで尊いものと考えられる（浄土教なら「阿弥陀仏によって願われたいのち」とも解釈し得る）。

延命治療をやめるとき、できるだけ苦しみを軽減して残りの人生を過ごせるようなターミナルケアという道が考えられる。それが田宮によって仏教の立場からビハーラと名づけられたものである。ビハーラでもホスピスと同様に苦痛緩和ケアが施されるが、仏教の立場からいって患者の苦痛を軽減することはどのように意義づけられるのであろうか。それは医療側（ケアを行なうスタッフ）の問題である。

他人の苦しみを己れの苦しみとして受けとめて悲しむというのが仏教でいう「慈悲」である。慈悲とは他者の苦しみを自分のこととして悲しみあわれむことであり、具体的な場面では「抜苦与楽」、つまり他人の苦しみを除き去って（悲）安楽を与える（慈）という行為となって表われる。

それを踏まえて考えると、ビハーラという場で苦痛を緩和することはさしあたり一種の「慈悲行」として理解できる。医師や看護師などのスタッフ自身が患者の苦を受け止め、ともに悲しんで手を差し伸べるという慈悲のありようがビハーラで苦痛を緩和することの根拠となる。

そのとき、ケアのスタッフの側でも（生、老、病、死の苦を患者とともに受け止めることが重要となるので）生や死について自分自身どのような考えをもって患者と接するのかという問題をつねに意識しておかなくてはいけない。とくに医師や看護師のように直接患者にかかわる人は、患者ととくに死について話す機会がおのずと多くなるだろう（たとえば「死にたい」と言う人もいれば、死後どうなるか尋ねる人もいる）。

■仏教と社会福祉

ホスピスでは医師や看護師といった医療現場に直接かかわる人たちのほかにも、ソーシャルワーカーと呼ばれる人たちが重要な役割を担っている。ソーシャルワーカーとは患者やその家族の社会的な不安、さらには医療スタッフのストレスに対するケアなどを行なう人たちである。具体的には、たとえば家族間でのよりよい関係の構築を手助けしたり、法律の相談や生活費や医療費といった経済的な問題の相談に乗ったりする。

田宮は「仏教ソーシャルワーカー」の可能性について賛意を示しながらも、きわめて悲観的な意見を述べている。[8]（日本で）それの社会的な認知度やニーズがほとんどないことや仏教と現代の社会福祉学との関係を捉えることの困難さがその主な理由として挙がっている。

そもそも、仏教者はどのような仕方で社会福祉に参与してきたのだろうか。仏教は基本的には出家者（世俗を捨てて生活する修行僧）の世界であり、社会との関係が希薄であるとされる。その一方では、（日本だと）聖徳太子以来、仏教者の手によって貧しい人や病人を救済する福祉施設がつくられ、看護が行なわれてきたという歴史がある。たとえば、奈良時代に光明皇后が設けた施薬院《せやくいん》や悲田院が有名である。

藤腹明子は「仏教看護」のあり方として、それが「慈悲」に基づくとともに、「仏教における理想的な人間関係は、「菩薩道《ぼさつ》」にも集約されると考えられます。菩薩とは、悟りをめざし、仏道を求めて、自己を犠牲にしてでも、四無量心《しむりょうしん》［＝慈、悲、喜、捨］を実践しつつある人びとのことをいいます」[9]と述べる。このように、仏教者の社会的実践のありようは、理想的には自己の身の犠牲をもいとわずにすべての苦を救おうとする「菩薩道」に集約される。究極の理想としては仏教の社会福祉への参与は、慈悲（喜捨）の実践としての菩薩道に裏打ちされたものであるということができる。

■スピリチュアルケア

先述のようにスピリチュアルケアはとりわけ自己と超越者（神や仏）との関係や死後のあり方といった宗教的な問題に深くかかわるものである。たとえ鎮痛剤が功を奏して肉体的な苦痛が抑えられたとしても、心の悩みは解消されない場合が多い。

癌の告知のように、もう治らないと宣告された人は多大なショックを受け、死の恐怖や不安に駆られたまま日々を過ごす。患者のなかには、たとえば、「死にたい、死にたい」と言い、あるいは自分は役に立たないとか生きていても仕方がないと思って苦しむ人たちがいる。そうした人たちに対して、医師や看護師、そして（仏教の専門的な話なら）ビハーラ僧が相談相手となり得る。

しばしば「傍らに立つ」とか「寄り添う」とかいうことが言われるが、励ましや慰めもできないほど追い詰められた患者に対しては、ただそばにいて話に耳を傾けることだけが苦しみを和らげるために唯一できることであることが多いという[10]。

ビハーラにおいても、田宮によれば、仏教者が死に臨んだ者に対してできることは「基本的には共に合掌すること以外にない」とされ、「そして、相手が自身の死を通して語る内容を誰よりも注意深く聞き、そこから学ぶしかできないのである。仏教者としてかかわるときに自分の力で何かを行うという姿勢では、その「かかわり」は失敗に終わるであろう。なぜならば、その「かかわり」の中では、仏教者としての自身の信仰と人間性が問われるだけだからである」といわれる[11]。看護する者はただ患者のそばに寄り添うしかできないし、またそれで十分である。患者が「苦しい」、「死にたい」と訴えるときには、むりに説得や反論をせずに「どうしてつらいの？」と理由を尋ねたりして、肯定的に受け止めるようにする。

ただ患者に寄り添うという看護のあり方は、ともにその人の苦しみを悲しむという形で慈悲に基づくものといえる。患者への積極的な働きかけはかえって不要である。

四　日本浄土教に見る臨終のありよう

■浄土教の死生観

現在、日常的に死を表わす言葉のなかには「ご臨終」、「お迎えが来る」、「大往生」といったものがある。これらはもともとは浄土教の言葉であり、まさに自分の命が終わろうとするときに臨んで（「臨終」）極楽浄土から仏の「お迎えが来」て「往生」する（浄土へ行く）というのが浄土教の素朴なイメージである。提唱者の田宮をはじめ、ビハーラの背景として、日本浄土教の中心となった源信（九四二―一〇一七）の『往生要集』にある「臨終行儀」に言及する論者も多い。そこでは「臨終正念《りんじゅうしょうねん》」（死に臨んで少しも心が乱れないこと）といわれる死の迎え方やその看取りが具体的に示される。ビハーラの原点を押さえるという意味でも、浄土教を手がかりとして望ましい死の迎え方を探るのがよいだろう。ただし、安易な一般化を避けるために、あくまで浄土教信仰を前提とした話として論じる。

まず浄土教において死の問題が重要となることを押さえたい。仏教はこの世の生が絶えず移ろい行く、はかなく空しいものであるという、いわゆる「無常観」に立っている。では、仏教者はどのように生を送ればよいのだろうか。それを理解するには、先に触れた源信の『往生要集』から仏教（とくに浄土教）の死生観を見るのがよいだろう。

源信は「浄土に往生しようとするためには、まずこの世界を厭い捨て去らなくてはいけない[12]」（「厭《おん》離《り》穢《え》土《ど》」）と説く。「この世界」とはわれわれの生きる現世である。極楽浄土は生を厭い捨て去った先に表象される。この世を厭うのは、「苦悩のない場所[13]」である「浄土」に対して、この世が「苦」の世界だからである。生、老、病、死の四つの苦しみはこの世に生きる限り不可避のものであり、そうした根本的な苦しみからどうにかして抜け出ようとするのが仏教の基本的な立場である。浄土教でいう「厭離穢土」もそうした仏教の立場に立ったものであるといえる。

「厭離穢土」の対としてさらに「浄土を願い求めなくてはいけない[14]」（「欣求《ごんぐ》浄土《じょうど》」）と説かれる。浄土は仏法によって「すべての安楽がつねに伴う[15]」場所である。**三**で、仏教における人間としての生は、仏教と出遇い、それへといざなわれるという限りで尊いものとされることを述べた。浄土教の立場に立つ源信においては、この世を厭い、来世で極楽浄土に生まれることを願って一心に念仏をすることが仏教徒として最重要な営みとなる（いわゆる「厭離穢土、欣求浄土[16]」）。

上のような「厭離穢土、欣求浄土」という願いを遂げるために、臨終のありようが重要となってくる。それは「もし人が臨終のときに十回阿弥陀仏を念じれば、かならず西方極楽浄土に往生する[17]」という言葉で表わされる。

浄土教において臨終は極楽浄土に往生できるか否かが分かれる重要な瞬間である。したがって、どのように死を迎えるか、そして死後（来世で）自分はどうなるのかは、往生を願う者にとって最大の関心事であった。その意味で、浄土教における死あるいは死後のありようはきわめて重要であるといえる。この世での生の送り方も、死のありようについて考えることを抜きにしては規定され得ない。

■臨終正念

ここでは臨終から規定される生のありようについて論じる。往生を願う人びとは、臨終のときに阿弥陀仏や浄土を念じながら心静かに死を迎えることを望んだ（「臨終正念」）。そのために、平生から心をただ阿弥陀仏や浄土へと向けて念仏（観想念仏、称名念仏）することが肝要となる。そのとき、臨終は単なる死の瞬間ではなく、そこからその人の生き方、死に方が規定されるという重要性をもつ。それらのことを以下で、往生伝など仏教説話の記事を主に取り上げながら、具体的に見て行きたい。

先に、「もし人が臨終のときに十回阿弥陀仏を念じれば、かならず西方極楽浄土に往生する」という源信の言葉を見た。慶滋保胤《よししげのやすたね》（九三三？－一〇〇二）の『日本往生極楽記』でも理想的な臨終のありようが、たとえば、「臨終のとき身に苦痛がなく、心は迷い乱れず、定印《じょういん》（意識が集中していることを示すすがた）を結び西（西方極楽浄土）に向かって、念仏して息絶えた[18]」というふうに記されている。この他にも心乱れず一心に念仏しながら死を迎えたという記述が多数見られる。このような臨終が当時の人びとに望まれ、尊ばれたのである。

臨終は往生ができるか否かの瀬戸際であり、心を落ち着けて念仏しながら死を迎えられるよう工夫や注意がなされた。臨終に心が乱れたため往生できなかった事例として、無空という僧は平生念仏するのをつねとしていたが、ひそかに隠しておいたお金が気になったがために、蛇に生まれ変わってしまったという話がある。[19]仏教で蛇は貪欲な生き物の代表としてよく出てくる。この世のものに執着して心を乱したまま死を迎えると浄土に行くことができない。そのため、弟子の僧に「飲み物を勧めたり、質問をしたりしてはいけない。観念（真理や仏の姿などを心を尽して観察思念すること）を妨げることがあるからだ[20]」と臨終の念仏を邪魔されないよう念入りに注意した事例もある。

臨終正念のためのコンディションづくりとして看護も重要となる。ビハーラの背景としてよく言及される『往生要集』の「臨終行儀」では、かつて祇園精舎《ぎおんしょうじゃ》西北の無常院というところで看取りが行なわれていた記事が引用され、そこでは、看護する者は病人を心の落ち着く部屋に寝かせ、仏像を置き、五色の糸を繋ぎ、排泄物があれば除いてきれいにすべきことが述べられる。[21]看護する者は身の回りの世話もするが、しかし、そのもっとも重要な役割は死を迎える者が心を乱さず念仏できるように手助けをすべく、ともに極楽往生を願う仲間として付き添うことである。

さらに、望ましい臨終のために平生のあり方も問題となる。時代は下るが鴨長明（一一五五？―一二一六）の『発心集《ほっしんしゅう》』では、念仏者の平生の心構えを説く話がある。仙命《せんみょう》という僧のところに彼の親友の覚尊《かくそん》という僧が夜に訪ねてきたときのこと、床の板がないのを知らずに下に落ちて「ああ、つらい」と言った覚尊に対して、仙命は「あなたは不覚の人だなあ。もしかして、そのますぐに死んでしまうこともありえないことではない。「ああ、つらい」という臨終の言葉があるものか。「南無阿弥陀仏」とこそ申しなさい」と言ったという。[22]

仙命が覚尊を「不覚の人」と評したのは、いつ臨終が来ても念仏しながら死ねるよう平生から心構えをしていなかったからである。仙命は、人はいつ死ぬか分からないという意識を強くもっており、臨終正念も平生の「信」があったうえでこそ迎えられると考えられている。どんな死に方をするか分からないからこそ、死に対してどのような覚悟（心構え）をもって、どのように生を過ごせばよいのかを、つね日頃から考え、実践（ここでは念仏）するようにしておかなくてはいけない。

■死の覚悟

上で述べた浄土教における臨終のありようを元に、ビハーラに話を戻して、死の受容の問題について考えてみたい。死に直面して、その恐怖や不安と向き合い、それを受け入れて死んで行くことは容易なことではない。自分が余命いくばくもないと知った人は絶望に陥るか、あるいはなにかの間違いだと思い込もうとすることも少なくないだろう。残された生をどう過ごすかということも、そうした死の問題をはずしては考えられない。死の受容について考えるに際して、臨終をきわめて重視する浄土教の思想が一つの大きな手がかりとなるように思う。

『往生要集』や仏教説話の浄土教では、苦に満ちたこの世界を厭い離れようと（「厭離穢土」）、極楽浄土への往生を願って（「欣求浄土」）心を乱さず一心に念仏しながら死を迎えることが望まれた。そのためには、いつ臨終が来てもいいように平生から心静かに念仏できるような心構えやコンディションづくりが必要であった。

そのことから考えて、まずは自分の苦しみをきちんと苦しみとして受け止めて、どうにかして安楽を得たいと望むことが重要である。浄土教の掲げる「厭離穢土、欣求浄土」は、この現在の苦しみを脱して安楽を得たいという願いの極限に考えられる。絶望にとらわれて死から目を逸らせば自分の苦をも（無意識に）隠蔽してしまいかねない。むしろ「自分はこんなに苦しいんだ」と徹底的に苦を認識することが死を受け入れる第一歩となるだろう。

次に穏やかな死を迎えるにはどうすればよいかを考える必要がある。浄土教では「臨終正念」という形で死んで行くことが望まれた。極楽浄土への往生を願って念仏するということまでいわずとも、一般的にも死の恐怖に怯え、最後まで苦しみながら死を迎えるよりは、心身に苦痛がなく心静かに死んで行けたほうがずっとよいだろう。

宗教的な救いということでいえば、浄土教だと、ひたすら心を阿弥陀仏と極楽浄土へと向けること（念仏、とくに観想念仏）が要求される。実際のところ「阿弥陀仏が私を浄土に救い取ってくれると思うからこそ安心して死んで行ける」というのが信者にとって一つの素朴な実感であるだろう。[23]ビハーラに入る人が必ずしも仏教の帰依者であるわけではないが、宗教的な問題としては、自己の心の根本的な拠り所はなにかということになる。あくまで自分の能力や矜持に依るのか、家族や友人といった親しい人の支えに依るのか、あるいは神や仏といった自分を越えたものに依るのかといったことは個々人によって異なってくるだろう。

最後に、つねに死の覚悟をもって、現在の一念を固めるようにすることが重要となる。先の『発心集』の話で仙命はいつでも臨終であり得るという死の覚悟をもって平生の念仏をすべきことを述べていた。つまり、最期の瞬間だけが問題となるのではなく、平生もそのつど臨終であるかもしれないという死の覚悟をもちながら過ごすことが重要となる。その際、いつ臨終を迎えてもいいように、現在の心念をただ阿弥陀仏に向けるよう心構えをもつようにしなくてはいけない。

それらを踏まえて考えると、まずはどのように死の覚悟をもてばよいのかが問題となってくる。それから、日頃から心静かに過ごせるよう心持ちやコンディションを整えておく必要がある。そのための工夫は人それぞれ異なってくるだろうが、心静かに死んで行くためのコンディションづくりということで言えば、（「臨終行儀」にあるように）看護に当たる人たち（ビハーラだと周囲の家族や医療スタッフ）が大きな助けとなるはずである。

五　おわりに

本章では、ビハーラの仏教的な意義づけをめぐって、まず理念と活動について押さえ（二）、さらに、看護する者（医師、看護師など）について苦痛緩和や介護をすることの仏教的な意義を慈悲という観点から検討し（三）、看護される者（患者当人）がどのような形で死を受け止め、迎え得るかという死の受容の問題について日本の浄土教を手がかりとして考察を試みた（四）。

ビハーラの仏教的な背景を考える際にはやはり生、老、病、死という根本的な苦の原因を見極めて除去しようという、仏教の基本的な課題に立ち戻らざるを得ない。仏教から見ると、人びとの苦に対して癒しをもたらそうとする医療行為は一種の慈悲行として捉えられ、究極的には生きとし生けるものを救おうとするいわゆる菩薩行に裏づけられたものと考えられる。

しかし、とりわけ死の問題あるいは救いの問題は自己自身のあり方の問題であるから、ともに悲しんで寄り添うことしかできないこともある。治る見込みがなく寝たきりで身動きの取れない人に対しては、下手な励ましや慰めはかえってさらなる苦を与えることにもなりかねない。では、自己の死の問題やそれに対する救いのあり方についてどう考えればよいのか。

その一例として『往生要集』などに見られる日本の浄土教のありようを手がかりに死の受容について考えてみた。そこで望まれた臨終のありようは、ただ阿弥陀仏と浄土に心を向けて心身の苦痛なく穏やかに死んで行くことであった。それに準《なぞら》えてみると、ビハーラを、死に臨んで人生の最後を心静かに過ごすことのできる場として考えることができるように思う。

（1）　田宮仁　二〇〇七『「ビハーラ」の提唱と展開』学文社、三頁。
（2）　同前、六頁。

（3）同前、一一頁。
（4）同前、四四頁。
（5）同前。
（6）同前、九頁。
（7）同前、二五頁。
（8）同前、八四頁−九二頁を参照。
（9）藤腹明子　二〇〇七『仏教看護論』三輪書店　一九四頁、［　］＝論者・補。
（10）E・J・テイラー　二〇〇八　江本愛子・江本新監訳『スピリチュアルケア――看護のための理論・研究・実践』医学書院、一〇三頁を参照。
（11）田宮前掲書、三四頁。
（12）源信　一九七〇　石田瑞麿校注『源信』〈日本思想体系〉岩波書店、二一〇頁。
（13）同前、二一一頁。
（14）同前。
（15）同前。
（16）同前。
（17）同前。
（18）一九七四　井上光貞・大曾根章介校注『往生伝　法華験記』〈日本思想体系〉岩波書店、三八頁。
（19）同前、二二頁。ちなみに、蛇となった無空は法華経書写の供養を受けて極楽往生した。
（20）同前、二六−二七頁、（　）は頭注による補い。

(21) 源信前掲書、二〇六頁。

(22) 鴨長明　一九七六　三木紀人校注『方丈記　発心集』〈新潮日本古典集成〉新潮社、一〇一頁。

(23) たとえば、森津純子　一九九七『旅立ついのちに愛の翼を』スターツ出版株式会社、七〇頁、あるいは、二〇〇〇　日本ホスピス・在宅ケア研究会編『ホスピス入門――その〝全人的医療〟の歴史、理念、実践』行路社、九〇頁を参照。

■推薦図書案内

田宮仁『「ビハーラ」の提唱と展開』〈淑徳大学総合福祉学部研究叢書〉（学文社、二〇〇七年）

ビハーラの提唱者である田宮仁が、その理念と活動についての論考をまとめたもの。ビハーラの出発点や基本姿勢の確認という意味でも重要性をもつ。

田代俊孝『仏教とビハーラ運動――死生学入門』（法藏館、一九九九年）

浄土真宗の立場から、死の問題を中心としてビハーラについて論じられた書。絶対他力によって生死が越えられるという信仰のあり方が述べられる。

西谷啓治『宗教と非宗教の間』〈岩波現代文庫〉（岩波書店、二〇〇一年）

著者がみずからの直面した「ニヒリズム」の問題を出発点として哲学や宗教の問題に入っていったことを述べた「私の哲学的発足点」など、宗教について示唆に富んだ著述を集めた随筆集。

今東光『毒舌・仏教入門』〈集英社文庫〉（集英社、一九九三年）

天台宗の僧侶であり、作家でもある今東光が行なった戸津説法をまとめたもの。痛快なしゃべりの中に仏教的なエッセンスが散りばめられており、楽しく仏教が学べる一冊。

第三章　自死の倫理

――肯定されるべき自死について――

山口意友

❖概　要

日本では年間約三万人以上の人が自ら命を絶っている。長期的な経済不況にともなって自死者も増えていると言うが、自死者やその遺族に対する世間の目は必ずしも温かいものではなく、むしろ冷ややかである。それゆえ、遺族は自死であることをひたすら隠そうとする。だが、自らの生を絶つことは、それほど人目をはばからねばならないことなのか。

日本の誇るべき文化である武士道は、「自死（切腹）」を誉れとした。このことはだれもが認めるであろう。ならば、現代においても誉れとなるべき自死があってもおかしくないはずである。

「自死は悪」であるというような風潮がはびこる今日、われわれは自死を「逃避による死」という否定的な視点からのみ見るのではなく、「大義のための死」や「満足死」という観点から見るという態度も必要ではあるまいか。

一　はじめに

山本常朝の『葉隠』に記されるがごとく、武士道は「死」を最高の美徳として称えた。新渡戸稲造の『武士道』にも示される通り、自死としての切腹は、崇高なる価値をもっていたことはだれもが認めるところであろう。

大東亜戦争中、特攻隊という狂信的な攻撃を発案した人物に対して、本来なら戦後罵詈雑言を浴びせてもおかしくないはずなのに、当の大西瀧次郎中将に対する悪評をほとんど耳にしないのはなぜであろうか。また、日露戦争の旅順港攻略において正面突破の愚かな突撃作戦で一万余名もの将兵の命を奪った乃木希典大将が「愚将」という評価だけでなく、「聖将」として乃木神社祭神として祀られているのはなぜであろうか。

時代劇などのドラマを見る場合においても、われわれは潔い自死に対しては称讃の念をもつ。ところが、現代社会において、自死した人に対する世間の目は、決して称讃ではない。きょうび切腹などしようものなら、おそらく狂人扱いされるのがおちである。

ここ数年、自殺者は毎年三万人を超えている。自殺者に対する世間の目は、そのほとんどが、「生きていけないほど辛いことがあったのだろう」という同情や哀れみ、あるいは精神異常者という否定的な扱いである。それゆえ、遺族は自死であることをひたすら隠し、世間からの否定的な目を避けようとする。

武士や軍人の自死には栄誉が与えられ多くの現代人もそれを肯定するのに、身近なところで自死が起きると、同じ現代人がそれを否定的な目で見てしまうのはなぜであろうか。

二　現代社会における自死の要因

二〇〇八年七月に発行された『自殺実態白書２００８』【第二版】（自殺実態解析プロジェクトチーム、NPO法人自殺対策支援センターライフリンク。以下、『自殺白書』と略記）[1]によれば、自殺危機要因として六十八項目（一五－一六頁）が挙げられているが、そのなかでもとくに大きな要因として以下の十項目が示されており、この十要因が全体のおよそ七割を占めるという。

①「事業不振」②「職場環境の変化」③「過労」④「身体疾患」⑤「職場の人間関係」⑥「失業」⑦「負債」⑧「家族の不和」⑨「生活苦」⑩「うつ病」（『自殺白書』一九頁）。

同書によれば、これらは複合連鎖することによって自殺の危機が高まり、複数の危機要因が連鎖した末「うつ病」となり、その結果人は自殺に追い込まれているという。つまり、うつ病は自殺の「原因」であると同時に他の危機要因が連続した末の「結果」でもある（前掲書、一八頁）。

■自死の進行段階

また、自死に追い込まれる危機の進行段階は次のように示されている。

第一の段階が「事業不振、職場環境の変化、過労」であり、自殺のきっかけとなる最初の危機要因が発生した段階である。第二の段階が、「身体疾患、職場の人間関係、失業、負債」であり、これは最初の危機要因から問題が連鎖を起こし始めた段階である。そして、第三の段階が「家族の不和、生活苦、うつ病」で、危機要因の連鎖が複合的に起こり事態が深刻化した段階となり、自殺へと至ることになる（前掲書、二二頁参照）。

こうした分析は、確かに自死の現状をうまく説明したものと言えるだろう。経済的環境、会社・家庭内での人的環境、病苦など、負の連鎖の結果として自死があることは事実でありだれもが認めることである。それゆえ、自死とは「生きていけないほどのつらさ」によるものと見なされることになる。

ならば、先に述べた武士や軍人の名誉ある死とどのように違うのか。

おそらく、現代的な分析を用いれば、大西中将の場合は、敗戦により軍隊が壊滅したことを受け「職場環境の変化」「失業」が自死の要因と分析されるかもしれない。また、乃木大将の場合は明治天皇崩御にともなう殉死であるから、単なる「後追い自殺」（同白書では「その他」に分類）とされるだろう。

だが、このような意味づけをしてしまえば、彼らの死も名誉ある自死どころか「生きていけないほどのつらさ」に分類されてしまうことになり、しかもいずれも切腹という方法による自死であることからすれば、「狂人」の烙印を押されてもおかしくない。事実、昭和四十五年東京市ヶ谷の自衛隊東部方面総監部で、自衛隊をまっとうな軍隊として位置づけるために憲法改正を主張し、直後、自刃（切腹）した三島由紀夫に対して、ときの総理大臣佐藤栄作は「三島は気が狂ったのか」と発言したという。

だが、彼らの自死ははたして狂気によるものなのか。

こうした例を出したのは、なにも自死を美化しようという意図があるからではない。自死に対する現代の否定的なイメージの根拠を明らかにしたうえで、自死に対する別の理解を提示するためである。そのためには、自死者を取り巻く人びとの思いをまずは考えてみる必要がある。

三　自死が否定的に捉えられる根拠

自死が否定的に捉えられる根拠は、家族のだれかが自死したと想定すればおのずと明らかになる。「なぜ逝ってしまったのか、これからどうやって生きていけばよいのか」と自死者を責める気持ちが生じる一方で、「なぜ死ぬほどの悩みに気付かなかったのか、なぜあんな冷たい言葉を発したのか、もっと一緒にいてあげればよかった、あの時のふとした言葉に自死のサインがあったのではないか」など、自責の念に駆られることになる。つまり、自死が否定的に捉えられる一番の根拠は残された家族の悲しみと考えてよいであろう。

■自死遺族の実情

『自殺白書』には「自死遺族の実情」が記載されている。それによれば、「自死遺族の思いは沈黙の悲しみ」（前掲書、四六〇頁）とも言われており、「自殺に対する社会の誤解や偏見から、周囲の冷たい目にさらされているという共通点があることも分かってきた。自死遺族の回復の足を引っ張っているのは社会の側かもしれない」（同）という。

事例として次のようなものが示される。

・「一緒に住んでいて何で気づかなかったんだ。少しでも様子がおかしいと思ったら、病院につれていけばよかっただろう」と夫（故人）の両親に責められた。（三十代女性）

・「あなたのせい。あなたがついているのに、なぜ」と親戚から言われた。（四十代女性）

・親戚から「借金がふってかかってきたらどうするんだ」と言われた。（二十代女性）

こうした非難の結果、自死遺族は次のような状況になる。

一人の自殺がこんなにも多くの人の人生を狂わすことになるのかと改めて痛感すると共に、自分の人生も汚れた人生になった気がして、何ともやりきれない想いで一杯だった。まだ自殺を正当化する気持ちにはとてもなれないが、少なくとも遺された家族は生きていくしかないのだということだけは確信している。そして遺族を孤独から救って欲しい。自殺はとにかく孤独感の強い死なれ方。家族を自殺で失うと、何だか残された遺族は、社会から取り残された孤独感を強く感じる。遺族が孤立しない社会を願ってやまない。（三十代女性）

■自死遺族が孤立しないためにはなにが必要か

自死遺族の切実な思いが伝わってくるが、なぜ「自分の人生も汚れた人生になった気がする」のか、またなぜ「自殺を正当化する気持ちにはとてもなれない」のか、さらに「遺族が孤立しない社会」を作るにはどうするかを考える必要が出てくる。

むろん、これらを一挙に解決する方法は自死者をなくすということであり、その方向で現代社会は動いている。しかし、自死者をなくすという観点から解決しようとしても、自死者は決してゼロにはならないのであり、たとえ減少したにせよ、むしろ反比例する形で自死者とその遺族に対する否定的な目はますます強くなるであろう。そう考えると単に自死者を少なくするという視点からのみ語るのではなくもっと別の観点から、端的に言えば、自死に積極的肯定的な意味づけを与える観点も必要ではないだろうか。

自死に積極的な意味づけを与えることは、自死を正当化し、結果、自死者が増大するという反論が出るのは必定である。だが問われねばならない本質的な問題は自死者の増減よりも、「自死は常に正当化されないのか、悪なのか」という根本的な点である。キリスト教倫理のように自死を悪とする規範が一般化すれば、前に紹介した自死家族のように社会の否定的な目にさらされるのは当然である。だが、武士道のように自死に積極的な意味づけを行ないそれが一般化されたなら、自死遺族は救われることになるのではあるまいか。

四　肯定されるべき自死について

自死の理由は、大きく分けると二つある。一つは、「なにかから逃れるために死ぬ（逃避のための自死）」であり、もう一つは「なにかのために死ぬ（大義のための自死）」である。

『自殺白書』でも明らかなように、現代では、自死は無条件に現実からの逃避に分類されてしまう。現実逃避による自死、そしてそれが引き起こす家族や親戚、友人知人の悲しみ、こうした負の連鎖が、その原因としての自死に否定性を与えることになる。「生きていれば辛いこともよいこともある。自死は家族を悲しませるだけでなく、遺族に対する世間の白眼視もあるので、どんな場合でも自殺するのはよくない」。これが一般的な自死への理解であり、ときに「自死は家族への犯罪である」と言われるゆえんでもある。

つまり、当人は自死によって現実の悩みから逃れることができて本望であったとしても、家族には負の結果を引き起こすだけであり、こうした負の因果関係としてすべての自死は捉えられるのが現状なのである。

だが、自死すべてをこうした負の因果関係で捉えること、それは、正しい理解なのだろうか。吉田松陰はかつて門下生の高杉晋作から、「男子の死すべきところは」と質問されたことがあった。それに対して後に彼はこう答える。「死は好むものではなく、また憎むべきものでもない。世の中には生きながらえながら心の死んでいる者がいるかと思えば、その身は滅んでも魂の存する者もいる。死して不朽の見込みあらばいつでも死すべし。生きて大業の見込みあらばいつでも生くべし」[2]。

確かに戦時と平時の死生観は当然変わってくるが、肯定されるべき自死を考える場合には、武士道が一番の好例だろう。なぜなら武士道は戦時平時を問わず、武士の心構えを示しているものだからである。

■武士における自死

山本常朝の『葉隠』や新渡戸稲造の『武士道』にも記されているとおり、武士は生命よりも価値あるものの存在を認め、そのために死ぬことを最大の誉れとした。

『武士道』に記されているとおり、その一つに「名誉」がある。名誉とは己の名・面目・外聞を保つことにある。「人に笑われるぞ」「体面を汚すな」「家名を汚すな」「恥ずかしくはないのか」などの教育的叱責は、己の名を汚すことを恥辱と知らしめる道徳的意識の出発点であった。武士が追求しなければならない目標は、富や知識ではなく、「名誉」を保つことであり、その名誉に命より大切とする根拠が示されれば、命はその場で捨てられたのである。死か名（名誉）かという二つに一つの場合、敢えて生命を捨てて名（名誉）をとろうというのが武士の魂であり、葉隠の有名な思想、「武士道といふは死ぬこと見つけたり」はこの名誉に基づいている。

また、さらに武士にとって「忠義」は生命以上の価値をもっていた。

忠義とは主君に対する臣従の礼と忠誠の義務であり、武士道では主君のためすべてを捧げることが要求された。だがなにもこれは暴君にも無条件に従えというわけではない。暴君にも無条件に従いへつらうことは、「佞臣《ねいしん》」や「寵臣《ちょうしん》」という蔑称を与えられた。真の家臣たるべき者のとる道は主君の非を説くことでもあり、それがかなわぬ場合は諫死《かんし》も辞さずというのが真の忠義であるとされた。

また「忠」であるためには親子間の「孝」との板挟みにあうこともある。平清盛・重盛父子や、忠臣蔵にも出てくる「忠ならんと欲すれば孝ならず、孝ならんと欲すれば忠ならず」のように、いずれか一方をとることは他方に対し不義をなす場合、この解き難き二律背反を武士の誇りを保ちながら解決するためにはどうしても「切腹」が必要であった。これは二・二六事件を扱った三島由紀夫の『憂国』でも取り上げられており、自死による両方への義理だては、武士の誉れと考えられた。(3)

■現代における肯定的自死

現代においても、会社へ忠節（忠義）を尽くすために、あえて違法行為に手を染めざるをえない状況が生じた結果、職場における倫理すなわち「職能倫理」と、人としての倫理すなわち「人倫」との板挟みを解消するために自死に至った人も少なくない。さらに会社のために心ならずも違法行為に手を染めてしまったものの、後にそれが発覚しメディアで報道されることで、その罪を一身に背負い償うために自死する人も存在する。また、生活苦から「犯罪」に走るよりは自死を選ぶという人もいるだろう。

こうした自死の理由は『自殺白書』に示されるような「職場環境の変化」「生活苦」というレベルの問題ではない。むしろ己の「名誉」を保つための最期の手段として存在するものであり、こうした自死の理由にもわれわれは気付くべきであるまいか。

さらに現実的な事例を考えてみれば評価されるべき自死の存在が明らかとなる。

独り者のAさんが、決して迷惑はかけないという約束で、家族持ちである親友のBさんに保証人になってもらったとしよう。ところが、運悪くAさんは不治の病にかかり、仕事も辞めざるをえず、借金を払えなくなった。当然、Bさんへ借金返済の督促が舞い込むことになるが、そうなるとBさんの家族は経済的に破綻するのは目に見えているとする。ただ、幸か不幸かAさんは生命保険に加入しており、この保険は自死でも補償される。

Aさんのとるべき道は、生きながらえてBさんに借金を払わせることか、それとも潔く自死してその生命保険で完済しBさんに迷惑をかけないことなのか？

　この問いを多くの人に出した場合、即座に「自死することが正しい」と心のなかで思っても、それを公言できる環境にはない。それは、自死が世間の目からすべて否定的に捉えられ、「なにかのために死ぬ」という肯定的視点が欠落しているからである。

　自身の責任による借金の結果、友人家族を崩壊へと導くことが明らかな場合、己の責任でわが身の不始末を清算するのは、「自分を信じてくれた友人とその家族を守るため」という大義名分を有す。己の死が親友の家族を崩壊させずにすむとすれば、当人も本望であろうし、その自死は称讃に値するといっても過言ではあるまい。

　このような見方をすれば、『自殺白書』で「借金苦」に分類されている自死も、保証人になってくれた友人・親戚を守るため、あるいは家族を守るための自死であった可能性もかなり高いと思われる。こうした「なにかのために死ぬ」ことは、「逃避のために死ぬ」ことから区別されねばならないのではないか。

　現代社会は、両者を区別することなくすべて「逃避」の部類に属させて否定的価値をあたえているように思われるが、肯定されるべき自死と否定されるべき自死を明確に区別し、前者の場合には自死に称讃をあたえる社会にすべきではあるまいか。

　自死を悪と考える人びとからの「暴論だ」という批判が目に浮かぶが、そういう人は「大義のための自死」と「逃避のための自死」の区別を認めるのかそれとも認めないのか。認めないとすれば、それはなぜかが問われねばならない。

■もう一つの自死

ところで、自死を否定的に考える人からすれば、次のような、およそ想定外の自死も存することを紹介しよう。

自死を「なにかから逃れるために死ぬ（逃避のための自死）」ことと「なにかのために死ぬ（大義のための自死）」ことの二つに分けて論じたが、実は、そのどちらにも当てはまらない自死も存している。

哲学者で社会思想研究家の須原一秀は遺著『自死という生き方』において、自死の理由を以下のように分類する。

①生きつづけることができないほどの肉体的苦痛ないし精神的苦悶があった。
②精神異常、隠された異常性、あるいは精神的屈折のどれかがあった。
③あの人にはもともとどこか暗いところがあった。つまり、人生に対して悲観主義者か厭世主義者かである。
④一時的に変になったのか、もともと変人であった。あるいは、薬の副作用か何かで一時的におかしくなっていた。

⑤天才、文学者、哲学者、芸術家など、どうも一般人のうかがいしれない理由。[4]

だが、須原はこの五つの理由とは別に六番目の理由の存在を示していく。それは普通の一般人にも通用する以下のケースであるという。

もともと明るくて陽気な人間が、非常にサバサバした気持ちで、平常心のまま、暗さの影も異常性も無く、つまり人生を肯定したまま、しかも非常にわかりやすい理由によって、決行される自死行為がある。（『自死という生き方』五三頁）

これは、仕事がうまくいったとき、念願がかなったとき、なにかよいことがあったとき、また己の力を精一杯出し切ったときなどに「生まれてきてよかった、この人生に悔いはない、もう死んでもよい」というような人生の極みに達している状態を象徴的に表わしている。つまり、人生において最大の満足を得たときに生じる、文字通り「死んでも悔いはない」という心境である。

こうした「人生の極みに達したときの死」は、スポーツ選手が絶頂期において引退する状況によく似ている。「上りつめたらあとは下るしかない」人生のなかで、その頂上において死ぬことである。

こうした絶頂期における自死を須原は六番目の理由とし、この理由によって現に彼は自らの命を絶った。

評論家の浅羽通明は、須原の遺稿であるこの著を解説するに当たり、須原の言う六番目の自死を次のように説明する。

晴朗で健全で、平常心で決行される自死がありうる。裏からいうならば、同情されたり、哀しまれたり現実逃避だと非難されたり、迷惑視され、嫌悪され、後ろ指さされたりするいわれがまったくない自死、敬意すら払われてよいかもしれない自死がありうる。（『自死という生き方』解説一三頁）

通常の自死の一般的な理由とされている人生への絶望、厭世観などではなく、「人生を満喫した人だからこそ決行する自死」があることを、須原は『自死という生き方』で示し、自らもそうした死を選んだのであった。

■自死を願う人の思い

さて、人生を満喫して自死することを便宜上「満足死」としておこう。こうした満足死に対する反論は容易である。

「余命いくばくもない人がその日その日を精一杯生きるために苦しい闘病生活を送っているが、そうした人びとに申し訳ないと思わないのか」。

彼らの一人は病院のベッドで、ある自死者の報道を見て「自死するくらいなら、その命を私に下さい。私はもっと生きたい」と言った。胸を打つ切実な願いである。だが、反面、自死を願う人は次のような思いだろう。それぞれの理由に分類して示すと次のようになる。

①悩みや苦しみから生じた厭世観に基づいて自死しようとする人の場合→「このような苦しいだけの人生はもう嫌だ。一刻も早く命の炎を消してしまいたい」。
②大義のために自死しようとする人の場合→「己が死ぬことで何かを残すことができき本望だ」。
③人生の極みに達したという満足感に基づいて自死しようとする人→「もはや人生に悔い無し。充実した人生であった」。

この三つを比較して考えた場合、現代においては①が自死の主な理由と見なされている。今の最低レベルの状態から生きたまま抜け出すことは不可能であるから、この状態から逃げ出すにはもはや自死しかないという理由である。その結果、「自死＝苦痛からの逃避」というステレオタイプの偏見が一般化している。

ヌーランドは『人間らしい死に方』(5)で次のように言う。「自身の生命を奪うというのは、ほぼ例外なしに、してはいけないことである。しかし、そうとも言えない状況が二つある。その二つというのは、自分の手足も自由にならない老人が耐え難いほど衰弱した場合と、致命的な病気で最後の恐ろしい破壊が進む場合である」（二一二頁）。

ヌーランドが認める自死は終末期医療における安楽死・尊厳死にかかわるものである。通常「自死」は人生からの逃避であるから決して認められないが、終末期医療における安楽死・尊厳死は、唯一の例外として認めてもよいという今日的風潮を語ったものといえよう。

②は今日ではごくわずかであるが、ソクラテスや三島由紀夫に象徴されるがごとく、当人の思い（意志）を不滅なる魂として後生に残すことができる。また、己の自死によってだれかを救う事ができる、あるいは大願成就できるという理由である。

③は通常だれもが考えも及ばないことであるが、①と対局にあり今の最高のレベルに満足し、その満足のまま人生を終えるという立場である(6)。

自死を論じる場合には、通俗的な①の理解だけでなく、②や③の理由も理解する必要がありはしないだろうか。むろん、自死には家族の悲しみというマイナス要因が生じるのは論をまたない。だが、そうしたマイナス要因を引き起こした当人（自死者）を否定的に見ることは、結果、その家族に対する否定的な社会的偏見をもたらすこととなり、家族は二重の苦しみを味わうことになる。自死家族に対する偏見をなくすためにも、自死の要因を正しく理解することは重要である。

五　おわりに

大義が重んじられるほど、人の生命が軽んじられることは歴史が証明しており、その反省により現代は「生命尊重至上主義」という昔とは逆の方向に振り子が傾いている。

殉死が禁止される前は、主君への忠誠を証明するがごとく殉死に走る武士が続出したが、その内実は死なければならない雰囲気が存していたのも事実であったという。それゆえ、殉死による切腹にしても、主君への純粋な忠誠としての「義腹《ぎばら》」がある一方で、我遅れじと行なう「論腹《ろんばら》」、さらには子孫の繁栄を望む「商腹《あきないばら》」などが存することになる。

また、大東亜戦争時の戦陣訓「生きて虜囚の辱めをうけず、死して罪過の汚名をそぐなかれ」は、捕虜になるくらいなら死を選ぶという気概をもたせるものだが、それが高じると特攻隊で出撃した飛行兵がエンジン不調で不慮の帰還を果たした場合、死に損ないという目で見られる事態が生じ、当人も拾った命を天命と感じるどころか、生き恥を恐れて死に急ぐことになる。

敗戦によって、生命軽視のこうした価値観が全否定され今日的な「生命尊重至上主義」に至ったことは、大義ある自死をも否定することから始まったと言っても過言ではない。だが、片方に振れすぎた状態でのみ死について考えることは、結局のところ、戦前・戦後ともに同じレベルにすぎないであろう。その意味で、われわれは自死を否定的な「逃避による死」の視点から見るだけでなく、「大義のための死」や「満足死」という観点から見るという態度も必要ではあるまいか。

死が軽視された時代においては、死よりも生命を尊重する言説をなせば腰抜け扱いされるのが常である。同様、「生命尊重至上主義」の時代において自死を積極的に評価すれば、非常識扱いされるだろう。だが、時代において社会の価値観がまったく変わったにせよ、不偏不党なる死生観は必要である。

■「人は死ぬべきときに死し、生くべきときに生く」

天命に従い寿命を完遂するか、それとも天命に背き自ら死を選ぶか。それはその人の生命観・死生観から導き出される。

人は生かされているのか、それとも生きているのか。

「生かされている」とすれば、人を生かしている者は何か？　それを天と称すれば、天が死を与えるまでは死ぬべきではないことになる。天寿のまっとうこそが善であり、自死は天の摂理に背くものとして否定される。

しかし、「生きている」とすれば、死期をみずから決めることは可能となる。むろん家族の悲しみは存する。だが、その人の自死を天が否定する根拠はどこにもない。なぜなら、そもそも天は自死という生き方を他の動物にはあたえず、人にのみあたえているからである。その意味で自死をするか否かは天にあたえられた人生最大の選択肢と考えることも可能である。

「人は、自ら死なずともいずれお迎えが来る」と言われ、天寿をまっとうすることが人の道であるかのように思われているが、「人は死ぬべきときに死し、生くべきときに生く」という考えも必要ではないのか。

いずれにせよ、われわれは「自死」という文字通り自らの命をかけた最期の生き方を、逃避という否定的側面からのみ見ることは避けるべきなのである。

（1）基本的に自死という語で統一するが、文献引用の際には、原著に従って「自殺」と記す事もある。
（2）古川薫『吉田松陰留魂録』〈講談社学術文庫〉講談社、二〇〇二年、五〇－五一頁参照。
（3）山口意友『平等主義は正義にあらず』葦書房、一九九八年、一九四－一九五頁参照。
（4）須原一秀『自死という生き方』双葉社、二〇〇八年、五二頁。
（5）シャーウィン・B・ヌーランド、鈴木主税訳『人間らしい死に方』河出書房新社、一九九五年。
（6）朱川湊人『白い部屋で月の歌を』〈角川ホラー文庫〉角川書店、二〇〇三年掲載の「鉄柱」がこうした「満足死」について扱っている。

■推薦図書案内

古川薫『吉田松陰留魂録』〈講談社学術文庫〉（講談社、二〇〇二年）

死を悟った人間がその死生観を語る。吉田松陰は三十歳で死んだが、その魂は言霊として生きていることを痛感せずにはいられない書物である。

久坂部洋『日本人の死に時』〈幻冬舎新書〉（幻冬舎、二〇〇七年）

数々の老人の死を看取ってきた現役医師が、長寿がよいとは限らないという立場から、どうすれば満足な死を得られるかと示していく。

須原一秀『自死という生き方』（双葉社、二〇〇八年）

人生を満喫しみずからの意思で時期を選び清々しく死んでいった筆者の「哲学的事業」としての遺稿。自殺を逃避と短絡的に考えてしまう現代人にとっては衝撃的な内容の著書。

シャーウィン・B・ヌーランド、鈴木主税訳『人間らしい死に方』（河出書房新社、一九九五年）

三〇年にわたって医師として多くの死に立ち会いながら、通常、医療現場でなされている「延命治療」ではなく、「死の受容」に焦点をあてて論じていく。

Ⅱ　医学・医療の諸問題

第四章　卵巣凍結保存の境界線

中塚幹也

❖概　要

将来の妊娠に備えて、癌などの悪性腫瘍の治療前に、女性の卵巣・卵子凍結保存が行なわれ始めている。しかし、その技術は健常な未婚女性の生殖可能年齢をも拡大（エンハンスメント）し、ライフスタイルを変える可能性も秘めている。また、担癌《たんがん》での妊娠や死後生殖の問題も抱えている。

生、病、死の連続性のなかで、「子どもをもつこと」と「あきらめること」との折り合いをつける境界線をどこに引くべきであろうか?

一　はじめに

動物における卵巣組織の凍結保存の試みは一九五〇年代より行なわれていたが、一九九〇年代になって凍結防止剤の改良により成功率が上昇、ヒトにも応用された。初めての妊娠が報告されたのは二〇〇四年のベルギーからである[1]。悪性リンパ腫のため抗癌剤による化学療法と放射線療法を受け早発卵巣不全（生殖年齢にもかかわらずすべての卵子が失われた状態）となった女性に対して、治療前に凍結保存していた卵巣を自家移植したところ、排卵が起こり自然妊娠した。こうして目的を達する段階に来たヒト卵巣凍結保存は、成果とともに課題も抱えることになる。

二　癌患者だって産みたい

■従来の癌患者と妊娠

二〇〇八年七月、米ニューズウィーク紙の日本語版編集部から連絡があった。「oncofertility を訳したい。〝onco（癌）〟と〝fertility（繁殖）〟を合わせた造語だと思うが」とのことである。少し考えて、「癌患者に対する生殖医療」としたのだが、この「癌患者だって産みたい」の記事（二〇〇八年八月二十七日版）のなかに、子どもを抱いたロニー・ビャレアルさん（三十二歳）の写真が載っている。乳癌に対するホルモン療法を中断して妊娠したものの癌が再発してしまったのである。

今までの癌患者は、自分が生き残ることで満足するしかなかった。抗癌剤などの化学療法、放射線療法、造血幹細胞移植等の治療により卵巣はときに不可逆的な傷害を受ける。女性ホルモン（エストロゲン）分泌低下とともに、更年期症状が出現し骨粗鬆症や動脈硬化が加速される。このため、従来はエストロゲンを補充するのみであった。しかし、癌患者の生存率は向上しており、二〇一〇年には二百五十人に一人が若年癌治療後の生存者（サバイバー）となるとされる。再発例はあるにしても、将来の子どものことを考えても不思議ではない。

早発卵巣不全となれば、第三者卵子や、他の不妊夫婦の余剰受精卵（余剰胚）の提供を受けて妊娠を期待することになる。世界的に見ると、第三者卵子を使用した体外受精は一九八四年に導入された。しかし、日本では、法的にではないが生殖医療関連学会の会告などで禁止されている。[2] 実際に卵子バンクも存在せず、諏訪マタニティークリニック（根津八紘院長）などで行なわれているにすぎない。

■日本で未婚の癌患者が子どもをもつには

日本で体外受精により生まれる子どもは年に一万人を超えている。毎日、胚は凍結保存され、解凍され不妊治療に供されている。癌の宣告時に戸籍上の夫婦であれば、体外受精を行なうことができ、これにより良好な凍結胚が得られれば、将来一〇－四〇パーセントの妊娠の可能性が残せる。しかし、未婚女性はどうすれば良いのであろうか。

二〇〇三年、癌治療直前の未婚女性が、婚約者と体外受精を試みたことが報道された。日本産科婦人科学会は、体外受精を法的夫婦に限定しているため注目される事例であるが、結局、受精せず、凍結保存は行なわれなかった。ただし、未婚でもパートナーがいればすぐに（重婚にならなければ）結婚すればよいし、二〇〇六年、日本不妊学会（現、日本生殖医学会）は事実婚での体外受精を認めるべきとの見解も示している。しかし、パートナーのいない女性はどうすればよいであろうか。

二〇〇一年、白血病などの未婚女性が、将来、妊娠できるように卵子を凍結保存している医療機関が国内で約十施設あることが報道された。二〇〇一年、日本不妊学会の倫理委員会は、癌治療などで不妊になるおそれがある場合に限り、未婚者の精子や卵子を凍結保存することを認める見解をまとめたが、理事会で承認されなかった。

■癌専門医と生殖医療専門医との連携へ

二〇〇四年、日本癌治療学会は、「抗癌剤や放射線の使用前に、癌専門医と生殖医療専門医とが協力し、配偶子凍結保存も含めた妊孕性温存に関して十分な説明をすべき」と提言した。これに呼応して、二〇〇五年、日本造血細胞移植学会は、「最新の生殖医療の可能性と限界を情報提供すべき」とした。この流れにともない、日本においても当事者や医療スタッフから妊孕性《にんようせい》（妊娠できる能力）の温存への要望が高まっている。二〇〇七年、日本産科婦人科学会は、Ａ－ＰＡＲＴによる「悪性腫瘍未婚女性患者における卵子採取、並びに凍結保存の臨床研究」を承認した。

■卵子凍結と卵巣凍結

前述の「癌患者だって産みたい」の記事では、悪性リンパ腫治療前に卵巣を凍結保存したアニー・

ダウアーさん（三十歳）が、卵巣を自家移植し娘を得た経緯も取材されている。パートナーのいない悪性腫瘍女性患者の妊娠への対応法を示す（次頁表参照）。

現時点では、卵子凍結の実績が蓄積されている。しかし、排卵誘発を行なうため悪性腫瘍の治療が遅れる可能性がある。また、採取できる卵子数も十数個に限られ、子どもの患者への適応も困難である。そこで考えられるのは卵巣組織自体の採取、凍結保存である。卵巣組織を再び元の位置に移植すれば、自然妊娠とともに女性ホルモンの分泌も期待できる。将来、凍結卵巣内の未熟卵子を容易に体外で成熟させられれば、卵巣移植をせずに体外受精で子どもを得ることも可能である。

■母の命と子どもの命

癌などの悪性腫瘍治療後の女性の妊娠・出産は、生殖医療の恩恵と言える。しかし、卵巣・卵子を凍結保存した場合も、原疾患が一時的にでも寛解している（癌がない）ことが、生殖補助医療を受ける条件とされる。癌がないことは不妊治療の条件となるであろうか。

癌の告知が十分でなければ、本人は妊娠を希望する。また、癌が不治と宣告されれば、妊娠への希望がより高まる可能性もある。一方、女性に対して命をかけてでも子どもを産むよう周囲が強いる可能性もある。妊娠により癌の進行が促進されたり、胎児を守るため抗癌剤や放射線治療が制限されたりすることもある。自分の命をかけて産むと言いながら、子どもの命もかけていることにもなる。

表　パートナーのいない悪性腫瘍女性患者における凍結保存技術を利用した妊孕性温存法

	配偶子凍結		卵巣組織凍結	
	未受精卵の凍結	胚の凍結	自家移植	体外での卵子成熟化
排卵誘発	必要	必要	不要	不要
採取法	超音波下穿刺	超音波下穿刺	腹腔鏡下採取	腹腔鏡下採取
第三者精子	不要	必要	不要	不要
体外受精	必要	必要	不要・応用は可能	必要
月経周期依存性	あり	あり	なし	なし
原疾患治療の遅延	3－4週間	3－4週間	数日	数日
高エストロゲン状態	あり	あり	なし	なし
保存できる卵子数	数～10数個	数～10数個	多数	多数
腫瘍細胞の再移入	なし	なし	可能性あり	なし
ホルモンの産生再開	なし	なし	あり	なし
小児への応用	困難	困難	可能	可能
現時点での妊娠率	低い	高い	不明	（未実施）
臨床的な実績	比較的多い	多い	2004年より分娩例	未報告（未実施）
（日本での）課題	凍結保存法の改良 授精法の改良	精子バンク 倫理的問題	凍結保存法の改良 自家移植法の改良	凍結保存法の改良 卵子成熟化の改良

三　キャリアウーマンの卵巣凍結保存は許されるか

■卵巣凍結保存をしたい女性の事情

『アラフォー白書』（吉田みか著、毎日新聞社、二〇〇八年）には、妊娠、出産のタイムリミットに翻弄される多数の女性が登場する。また、『そろそろ産まなきゃ』（三浦天紗子著、阪急コミュニケーションズ、二〇〇八年）でも、次のような女性の心理が述べられている。

二十代のときは「結婚したらそのうち産むのだろうな」、三十代に入ってからは「結婚したらできるだけ早く産みたいな」が本音。（中略）ただ延ばし延ばしできて、結局、産むにはきつい年齢になっていたというのはちょっと切ない。

卵巣機能を保ったままの長期保存が可能になれば利用したいと考える者は多いであろう。しかし、このような卵巣凍結保存を日本の世間（マジョリティ）はどこまで受け入れるであろうか。

■凍結保存卵巣の用途によって違うのか

凍結保存卵巣の最大の用途は「生殖」である。しかし、卵巣は「女性ホルモンの産生源」でもある。

閉経後も美容や健康のためにエストロゲン剤を飲み続けている女性は多い。閉経後は、自己の卵巣を移植し、肌のつやを保ち老化を予防することも考えられる。

『ショック――卵子提供』（ロビン・クック、林克己訳、早川書房、二〇〇二年）は、女子大学院生が不妊クリニックで卵子提供のアルバイトをする場面から始まる。しかし、麻酔中に卵巣が摘出され、卵子を使用したクローン人間作製へと話は展開する。クローン人間ではないにせよ、卵巣組織は「臓器再生のための資源」でもある。

ヒト卵子から得たクローン胚を用いて胚性幹細胞（ＥＳ細胞）を作製したとのデータを捏造した韓国ソウル大学のファン・ウソク（黄禹錫）元教授が集めた卵子は、二〇〇二－二〇〇五年で二千個以上（ソウル大の調査）とされる。しかし、卵巣組織が一片あれば、未熟卵子ではあるが多数の卵子を得ることができる。二〇〇七年に山中伸弥教授（京都大学）が体細胞由来の万能細胞であるｉＰＳ細胞を開発し、これを用いた卵子作製も試みられているが、依然として卵巣組織は格好の再生医療の材料である。

卵巣は「商品」ともなりうる。ノーベル賞受賞者の精子や美人モデルの卵子がオークションにかけられる時代である。女優やモデルが、若いうちに卵巣組織を採取して小分けにして凍結保存しておけば、将来のための財テクになるかもしれない。このように凍結卵巣の使用用途は多様であるが、以後は生殖に限定して議論する。

■医学的有益性、医療の効率性によって違うのか

凍結前の卵巣の残存機能や、卵巣が将来的に使用される確率は、医学的有益性、医療の効率性の観点から問題になるかもしれない。すでに抗癌剤治療により卵巣機能が低下している場合、余命が短く、将来、卵巣を使用する可能性が低い場合などである。

しかし、このような症例であっても、医学的に無意味であるとまで言えなければ、その希望を排除するには当たらないと考えられる。悪性腫瘍女性では、抗癌剤治療で月経が停止すると不妊の不安が増大し、自尊感情の低下が起こるとされる。回復の見込みが少ない進行例でも、卵巣が保存されていることを心の糧に癌治療を継続でき、生存の可能性が高まることも考えられる。

■だれのために卵巣を使用するかによって違うのか

通常、卵巣あるいは、その中の卵子を使用するのは本人を想定している。しかし、二〇〇七年四月二十日の共同通信の記事によると、三十六歳のカナダ人女性が、ターナー症候群（後述）の七歳の娘が将来、子どもを産めるようにと自分の卵子を凍結保存したとされる。娘がこの卵子を使って出産すれば、生まれた子との関係は、母子であるとともに遺伝的には異父きょうだいにもなる。孫自身のアイデンティティ形成に影響する可能性があるし、相続などの問題も起こりうる。

また、このような卵子凍結は、臓器移植とも通じる問題を引き起こす。親族内に腎臓移植が必要な患者がいる場合に、ドナーに適した親族は腎臓提供へのプレッシャーを受ける。ターナー症候群の娘

を産んだことでいわれなき自責の念をもつ母親にとって、このカナダ人女性のニュースは相当なプレッシャーになるであろう。

卵子提供、代理母となることは、国によっては認められている。卵巣の一部や卵子を凍結保存し、卵巣を失った第三者女性のために提供しようと思う場合もあろう。

■卵巣機能低下の原因によって違うのか
薬剤や放射線による治療

海外では、悪性腫瘍以外にも、造血幹細胞移植を行なうため卵巣機能廃絶の可能性がある赤芽球癆や鎌状赤血球貧血の女性に対する卵巣凍結保存、自家移植が報告され始めている。癌ではなくても、原疾患への治療法が正当であれば、卵巣凍結保存による妊孕性温存は許容されると考える。

ターナー女性

性染色体の異常であるターナー症候群（ターナー女性）では、胎児のうちに卵巣は痕跡状になるため、排卵は起こらず月経は発来しない。現在でも、ターナー女性は、第三者の提供卵子とパートナーの精子で体外受精し、自身の子宮で子どもを産むことが可能である。しかし、二〇〇〇年、厚生科学審議会は、「第三者からの精子・卵子および胚の提供を可能」としたが、日本産科婦人科学会は、「親子関係」、「子の福祉」の問題を理由として認めていない。

この場合、自己の凍結卵巣・卵子を用いた妊娠であれば倫理的問題は回避できる。モザイク型のターナー女性の一部では、生殖年齢になってしばらくは卵巣機能が残っている。このような女性にとって、子どものうちに卵巣・卵子を凍結保存しておくことは有効である。しかし、子どものうちに手術するには告知の問題が残る。

早発閉経（早発卵巣不全）

原因不明のままに二十代や三十代で閉経する例は少なからず存在する。また、anti-Müllerian hormone（AMH）などの血液検査や超音波検査により一般女性の卵巣の予備能を推定する方法も開発されつつある。しかし、予測できることで不安が先行し、将来の妊娠に備えて卵巣・卵子を凍結保存しておく女性が急増するかもしれない。

戦争へ行く女性兵士

全米最大手の精子バンクであるカリフォルニア・クライオバンクでは、一九九一年の湾岸戦争時に約十五人の米兵が精子保存を行なった。二〇〇三年のイラク戦争では希望する米兵が増加し、二百八十ドル（当時、約三万三千円）の保存料を一年間無料サービスとし、五十人以上の兵士と契約を結んだとされる。化学兵器による不妊や戦死を想定してのことであるが、今後は女性兵士が卵巣や卵子の凍結保存を希望する可能性もある。

閉経直前の女性

日本人の閉経年齢は平均五十一歳ほどである。たとえば、四十九歳で結婚し、不妊治療を始めたが、月経も不順になってきた女性が卵巣の凍結保存を希望した場合はどうであろうか？　四十代の女性が、そのまま体外受精した場合、三十代に冷凍保存しておいた卵子を使用した場合よりも妊娠率が劣るとの報告がある。四十九歳の卵子は老化が進んでおり、凍結保存しても妊娠の可能性は低い。

キャリアウーマン

さくらライフセイブ・アソシエイツ（清水直子ニューヨーク本社代表）のホームページでは、「卵子を凍結して将来に備える」、「健康な若い自分の卵子を保存することがアメリカでは可能に」などのフレーズが踊っている。米エクステンド・ファーティリティ社でも、年四百ドル（二〇〇五年現在）で卵子凍結サービスを行なっている。

たとえば、二十代、三十代はキャリアアップのために、結婚も妊娠もせず仕事に打ち込むと決めたキャリアウーマンが卵巣の凍結保存を希望した場合、生殖医療専門医は対応すべきであろうか。女性の社会進出、少子化対策の観点からは奨励すべきことのようにも思われる。日本の世間（マジョリティ）はどう考えるであろうか。

二〇〇六年九月八日のＡＦＰ（Agence France-Presse）の記事によると、英国では、癌治療で不妊になる可能性のある女性は、ＮＨＳ（National Health Service）により無料で卵子を冷凍保存できるとされる。また、適当なパートナーがいないなどの理由で妊娠を遅らせたい女性も、このサービスを利用できるが、凍結保存までに最低で約二千五百ポンド（約五十五万円）、凍結保存維持に年間費用百ポンド（約二万二千円）かかる。しかし、結局、二十代、三十代には金銭的余裕がないし、その後は年老いた両親の介護などもあり、多くの女性が利用できるとは考えにくいとしている。

不妊のために離婚したりうつとなったりする女性は少なくない。キャリアウーマンや結婚相手の見つからない女性も、卵巣凍結保存をしておくことで、不妊の不安は軽減され生活の質が向上する可能性はある。しかし、年齢はライフスタイルを変えていく動機になり、ときに結婚や妊娠に踏み切るために背中を押してくれる。卵巣を凍結保存した女性たちは、生殖年齢を超え何歳になっても子どもを産むことができると考えはじめる可能性がある。

■高齢妊娠を実現する「神の手」

現在、世界最高齢の出産は、体外受精で妊娠した六十六歳のルーマニアの元大学教授アドリアナ・イリエスクさんとされる（二〇〇五年一月十七日共同通信）。未婚のまま九年間、若い男女の精子と卵子を使用した不妊治療を受けていた。早期産で帝王切開、双子の一児は死亡、もう一児も約千四百グラムの未熟児であった。ルーマニア国内でも批判があったが、国民に強い影響力をもつルーマニア正教会は出産を祝福したとされる。(3)

マスメディアでは「神の手（ゴッド・ハンド）」ドクターばやりであるが、凍結卵巣・卵子による妊娠を考えた場合、生殖補助医療や卵巣自家移植を行なう「神の手」が必要である。しかし、医学的には妊婦の年齢が問題になる。五十歳前後の妊婦の約八割が重症合併症で入院したと報告されており、胎児や母体の死亡率も高いと考えられる。

二〇〇七年十一月三日の読売新聞によると、六十歳の日本人未婚女性がアメリカで受精卵の提供を受け妊娠し帰国したが、受け入れを拒否され、諏訪マタニティークリニックの根津院長が引き受けたとされる（同医師は、二〇〇六年十月、閉経後の五十代女性が、娘のために代理母として「孫」を産んだことを公表している）。

日本人のアメリカでの不妊治療を仲介している卵子提供・代理母出産情報センター（鷲見侑紀代表）は、この十数年間で、日本人がアメリカで卵子提供を受けて生んだ子どもは約四百人に上り、うち数十人は、独身女性で精子の提供も受けたとされる。アメリカでは、卵子提供と謳ってはいないが、高齢のテレビ司会者、女優、元スーパーモデルなどの高齢出産のニュースが伝えられている。

このようなニュースは、「何歳になっても、妊娠は可能」という誤ったメッセージをあたえている。前述の『そろそろ産まなきゃ』では、六十五歳で自然妊娠し分娩したブラジルのマリア・ダシルバさんのニュースに敏感に反応する。

生命の神秘への畏敬や、ある種の期待感がふくらみます。期待感とは、ずばり「もしかすると、わたしもまだまだ大丈夫なんじゃない？」というような、いわば都合のいい空想です。

自然妊娠であれば、六十歳でも七十歳でも倫理的問題はない。しかし、凍結卵巣・卵子を用いた生殖補助医療を医療者が行なう場合、何歳までの女性になら許されるのであろうか。やはり、日本人のアメリカでの卵子提供、代理出産などを仲介しているＩＦＣ（International Fertility Center）（川田ゆかり代表）のホームページでは、「六十歳の日本人女性の出産」に関して、「多くの不妊治療患者を勇気づけた」とするものの、「カリフォルニア州では遺憾の気持ちを持つ生殖医療医が少なくない」としている。

しかし、卵巣・卵子の凍結保存をしている女性の気持ちのうえでは、何歳になっても妊娠をあきらめることができないかもしれない。

四　卵巣・卵子凍結保存と死後生殖

■日本初の死後生殖

「どう思われますか。」夜中に緊急手術で呼ばれたまま朝刊も読まず、無精ひげのまま病院で受けた地元テレビ局の取材で、わが国で初めての死後生殖の事例を知った。四国在住の四十代女性が、一九九九年に死亡した夫の凍結保存精子を用いて体外受精を行ない二〇〇一年に男児を出産したが、出生届は父親の死後三百日を経過していたため非嫡出子として受理されたというものである。夫は白血病治療前に精子を凍結保存しており、生前にも体外受精を行なっていた。遺族の話からは、夫も死後生殖を希望していたとされるが、白血病自体ではなく感染症で急死したことから、差し迫った死を前にしての意思であったかどうかは判然としない。

子どもの死後認知の請求を、松山地方裁判所は棄却（二〇〇三年）、反対に高松高等裁判所は認めた（二〇〇四年）。しかし、二〇〇六年に最高裁は、「死後生殖は現行の民法（民法第七七二条）が規定しておらず父子関係を認めることはできない」とした。

■死後生殖をめぐる各国の対応

卵巣・卵子凍結は死後生殖の問題をはらんでいるが、現時点では、卵巣・卵子に関する事例や研究はほとんどないため、凍結精子による死後生殖を参考にして各国の対応を見てみる。

イギリスでは、二〇〇三年にＨＦＥ（Human Fertilization and Embryology）法が改正され、生前同意があれば夫を父として登録できるが、相続権などは認められていない。アメリカでは死後生殖を原則認めないが、二〇〇〇年の統一親子法改正後、記録上の同意がある場合に限って、死後生殖でも親となれる。生前同意を条件に死後生殖を認めているのは、オランダ、ラトビア、カナダ、スペイン（死後十二か月以内に限定）、ギリシア（死後六か月から二年以内に限定）であり、ノルウェー、スウェーデン、フィンランド、デンマーク、ドイツ、スイス、フランス、イタリア、ポルトガル、ハンガリー、スロベニア、オーストラリア・ヴィクトリア州などは禁止している[4]。

日本では法的規制はなく、日本不妊学会は「凍結精子は、本人が死亡した場合、直ちに廃棄する」（二〇〇三年）、日本受精着床学会は「生殖補助医療の実施にあたっては、夫が生存していることを確認する」（二〇〇四年）としている。日本産科婦人科学会も、生殖補助医療の実施を婚姻関係にある夫婦間に限定しており、夫、妻のいずれかが死亡した場合は、婚姻関係が解消されるため生殖補助医療は受けられないことになる。

■凍結精子による死後生殖に関する議論

死後生殖の問題と死後認知の問題とは分けて考えるべきである。子どもがすでに生まれている場合は、その福祉や人権を考慮し死後認知を含めた対応が必要である。しかし、日本の世間（マジョリティ）は、死後生殖の実施を認めるのか、認めるとすると父子関係を認めるのか、また、父からの相続権を認めるのであろうか。

出生時から遺伝上の父親が存在しないことは、子どもの福祉の観点から問題があるとの意見はあるかもしれない。しかし、シングルマザーは増加しているし、民法上の三百日規定の趣旨も子どもの福祉を守る点にあると考える。「そのような子どもは生まれない方がよい」とまでは言えないであろう。

当事者の意思確認は判断の材料になるであろう。夫に関しては、生前に凍結精子を用いた生殖補助医療を行なっていたかどうかで推測するのではなく、死後にも生殖補助医療を希望する生前同意が残っていなければ判断は困難である。

一方、生きている妻の意思の確認も困難である。「家」の継承が求められる家族関係であれば、妻は亡夫の子どもを産むことを暗に強いられる可能性がある。とくに経済力のない妻であれば、「子どもを作る機械」として扱われたとしても、亡夫の子どもを産むことで「家」の中での地位を確保することができる。

死後生殖には、生殖補助医療という科学技術の利用という要素が含まれている。二〇〇七年に著者らの行なった、全国の三十二大学の大学生三千七百十九名に対する死後生殖に関する意識調査では、死後生殖の肯定度は「家の継承といった伝統的家族観」や「家族の親密性の意識」と関連していた。(5) しかし、一方、「生殖補助医療への肯定度」や「自己決定を重んじるリベラルな世界観」とも強い相関を示していた。伝統的保守とリベラルとが入り混じった支持層が死後生殖への肯定的意識をもっていると考えられる。

■凍結胚と死後生殖

夫婦が凍結胚（受精卵）を保存している間に、離婚する、一方が死亡するという状況はあり得る。イスラエルでは凍結胚の死後生殖に関して法律で規定している。胚と子宮へ移植するのが可能なのは、夫の死亡の場合、ソーシャルワーカーの許可のもと死後一年間であり、妻の死亡の場合、妻の生前同意があれば、第三者の代理母に胚移植できるとする（代理母契約法、一九九六年）。

■凍結卵巣・卵子と死後生殖

精子を用いた死後生殖を認めるとすれば、卵子でも認めなければ一貫性を欠くと考えられる。かつて、ラテン語で小さな人を意味するホムンクルス（ヒトの雛形）が精子のなかにいるとの説があった。このようなヒトの発生に関する前成説では、体のなかの精子や卵子のなかにすでに次世代の子どもが入っている、その体内の精子や卵子には、また、子どもが、といった、マトリョーシカ人形のような入れ子構造を主張する。

前成説は否定されたが、今でも「卵子は生命の素だ」との意識は存在していると考えられる。卵から雛が産まれるイメージである。一般的に卵子を精子と同等には考えにくいかもしれない。それでは、卵巣、その中の卵子を用いて、妻の死後に体外受精を行なうことはどう考えるべきであろうか。

アイスランドは、生殖が目的の場合、無条件に男女カップルの死亡後に精子や卵子を使用することを認めている。(6) しかし、精子と卵子では採取に要する侵襲や労力、採取できる数は大きく異なる。また、亡夫の精子による死後生殖では生殖医療から出産までを遺族である元妻が完結できるが、亡妻の卵子による死後生殖では代理母が必要である。

現時点の日本では、第三者による代理母（海外組、国内組とも）、実母による代理母の事例が混在している。天皇家の男系DNA継承の問題が取りざたされたことがあるが、もし、男系DNAを絶やしたくなければ、精子の凍結保存は有効な手段と言える。同様に、婿養子を迎えてでも母系の「家」

の継承を希望している家系であれば、亡妻の凍結卵巣・卵子は貴重であり、実母という有力な代理母候補も存在する。卵巣、卵子による死後生殖の議論は、代理母の立場を確定する作業と同時に進める必要がある。

五　規制をすることの無意味さ
――再び、「神の手」の問題――

フランスでは生殖年齢を超えた女性に不妊治療を施行することは違法なため、ベトナムへ行って不妊治療を受け三つ子を出産した五十九歳のフランス人女性が報道された（二〇〇八年九月八日ロイター通信）。ちなみに、カトリック教会の大司教は「この点に関しては科学の進歩は人類にとって好ましくない」とコメントしている。

二〇〇八年、インドで代理出産を依頼していた日本人夫婦の離婚により、子どものインド出国が困難となった事例では、日本で規制されている代理出産の抜け道の実態があらためて表面化した。日本で代理母が無理ならアメリカへ。アメリカが高い（一千万円程度）と思えば韓国へ。韓国で禁止されればインドへ（約二百－三百万円）ということである。

また、日本国内においても、法規制のないまま水面下に、あるいは、大見得を切って種々の生殖医療が行なわれている。遠藤直哉弁護士のホームページには根津八紘医師との連名で、「生殖補助医療支援基本法（要綱）」（二〇〇七年十一月四日）として、非配偶者間体外受精、代理出産、さらに死後生殖に関する私案が掲載されている。

科学技術は進歩し続ける。卵巣・卵子凍結の成功率も向上し、やがては普通の女性が利用することができるようになるであろう。

科学技術の進歩の大きさに比較して、人間の身体や精神の変化は小さい。生殖年齢は大きく変わらないし、進行癌は治らない。生のなかでの加齢、病から死への連続性のなかで、「子どもをもつこと」と「あきらめること」との折り合いをつけるには、人間のもつ自然な感覚（素朴な哲学）を尊重した線引きしかないと考える。それは、国のレベルでの規制を考えるのにも役立つが、個人レベルでの境界線として重要であろう。

しかし、加藤尚武は、「人間にとっての自然らしさを残すという課題は、もはや自然に委ねていたのでは解決できない」とする。「人間のなかの自然」を自然栽培できる環境を人為的に造る努力が必要な時代かもしれない。

（1）　中塚幹也「血液疾患治療時の不妊とその対策」正岡徹編『血液疾患治療の支持療法――最近の進歩』（医薬ジャーナル社、二〇〇六年）一六八－一七五頁。品川克至・中塚幹也・谷本光音「不妊について」全国骨髄バンク推進連絡協議会編『白血病と言われたら（疾患・治療編）』（全国骨髄バンク推進連絡協議会、二〇〇八年）一四七－一五五頁。

（2）　二〇〇八年十二月、日本生殖医学会は、第三者の精子や卵子を使った非配偶者間体外受精を認める方針を決め、二〇〇九年三月までに指針を策定するとした。兄弟姉妹や友人の提供や子供の出自を知る権利を認める。一方、日本産科婦人科学会は、会員に自粛するよう要望している。二〇〇九年一月、不妊クリニック二十一施設からなるＪＩＳＡＲＴが独自のルールで妻以外の卵子による体外受精を実施し、二例が出産したことが判明した。

（3）　二〇〇八年十二月八日付のタイムズ・オブ・インディア紙によると、七〇歳のインド人女性が体外受精で女児を出産したとされる。父親（七十二歳）は、インドの田舎では、親戚らが大家族で暮らしており、子育てに問題はないとしている。

（4）　林かおり「生殖補助医療法をめぐる議論の歴史とその意義――「死後生殖」、「代理懐胎」、「こどもの出自を知る権利」をめぐる内外の状況」（『生命倫理』Ｖｏｌ．18、日本生命倫理学会、二〇〇八年）一二六－一三三頁。

（5）　Ueda N, Kushi N, Nakatsuka M, Ogawa T, Nakanishi Y, Shishido K, Awaya T. Study of Views on Posthumous Reproduction, Focusing on its Relation with Views on Family and Religion in Modern Japan. Acta Medica Okayama 62:285-296, 2008.

（6）　林かおり、同上。

■推薦図書案内

根津八紘『悩む患者がいる限り私は続けたい――「非配偶者間体外受精」が投げかけるもの』（三修社、一九九九年）

減胎手術、卵子提供、代理出産を敢えて公表することで問題提起をしてきた根津院長がみずからの視点で、非配偶者間体外受精公表前後の経緯を明かす。

クララ・ピント＝コレイア、佐藤恵子訳『イヴの卵：卵子と精子と前成説』（白揚社、二〇〇三年）

生物の教科書から知識を得ている現代人にとって、一七－一八世紀に一世を風靡した精子や卵子の「前成説」は、新鮮であり懐かしい。

加藤尚武『脳死・クローン・遺伝子治療――バイオエシックスの練習問題』（PHP研究所、一九九九年）

バイオエシックス（生命倫理学）を日本に輸入した加藤尚武が、最新科学技術が提起する様々な問題を新たな枠組みで語る。

スティーヴン・S・ホール、松浦俊輔訳『不死を売る人びと――「夢の医療」とアメリカの挑戦』（阪急コミュニケーションズ、二〇〇四年）

生殖医療の一方の側面に難病克服、寿命延長、クローン人間造りなどの最先端バイオテクノロジー研究がある。富と名誉を夢見る研究者や起業家たちが先陣争いにしのぎを削る。

第五章　生殖医療

――技術革新の先に見えてくるもの――

斎藤仲道

❖概　要

世界初の試験管ベビーが誕生して今年で三十年になる。当時世界中の人びとを驚かせ、多くの異論を呼んだ体外受精も今ではごく当たり前になった。これまで治療が難しかった不妊患者を救うことができるようになった反面、配偶子（精子、卵子）および胚（受精卵）の提供や、第三者の子宮を借りて夫婦間の胚を育て、出産してもらうことも可能になり、倫理面、社会面および法律面で大きな問題になってきた。

過去三十年はまた遺伝学の知識と技術が急速に進歩・発展した時期でもある㈡。微量のＤＮＡからでも遺伝病の診断ができるようになると、にわかに着床前診断法が脚光を浴びるようになった㈢。この方法は、遺伝病を抱える本人や家族にとって妊娠中絶を回避できるという倫理的なメリットがある（四）。最近、胚を用いた研究が盛んに行なわれるようになった。その応用は、どこまで許されるのか。これから先三十年後にはどのような世界が待ち受けているのだろうか（五）。

一　はじめに

本章においては科学技術の進歩が、胎児診断や着床前診断など病気や障害を排除するためにどのように応用されているかを解説する。そこにはさまざまな倫理の問題が指摘される。そして新たな技術がいかに人びとの欲求を駆り立てるかを概観し、そしてその欲求に一定の歯止めをかけるためにきちんとルールを定め、そのルールに違反する者には罰則を科す法律の制定が必要だ、と私は主張したいのである。

二　障害胎児の排除
――出生前診断――

二十世紀後半は、生命科学技術が急速に進歩・発展した時期である。その発展は、加速され、とどまるところを知らない（表参照）。ワトソンとクリックが、一九五三年にＤＮＡのらせん構造を明らかにして以来、遺伝学の進歩は眼を見張るものがある。

表　生命科学技術発達の歴史

1950年代	＊DNAらせん構造の解明（ワトソンとクリック 1953年） ＊ヒトの染色体数は46本（チョーとレバン 1956年） ＊ダウン症候群は染色体異常：21トリソミー（レジューン 1959年）	
	非侵襲的検査法	侵襲的検査法
1960年代	・X線	・羊水穿刺
	・羊水細胞培養に成功（1967年）	・胎児体表造影
1970年代		
	＊世界初の体外受精児誕生（1978年）	・胎児鏡検査
1980年代	・超音波断層法	
	・CT／MRI	・臍帯穿刺法
	＊ヒトゲノムプロジェクト開始（1985－2003年）	・絨毛採取法
	・母体血清マーカーテスト	
1990年代	・母体血中胎児有核赤血球分析	・着床前診断
	・NT計測による胎児スクリーニング	
	・遺伝子診断（PCR法、シクエンス自動解析）	
	・FISH分析法	
2000年代	・マイクロアレイによる全ゲノム解析法の開発	

一九五六年ヒトの染色体数が、四十六本であることが明らかになるとダウン症候群をはじめとする多くの先天異常の原因が、染色体異常であることが明らかになった。一九六七年には羊水細胞培養が成功し、胎児に対する出生前診断が始まった。細胞培養技術は受精卵の培養へと応用され一九七八年には世界初の体外受精児が誕生した。さらに超音波エコーに始まる画像診断の普及や染色体分析精度の向上、さらには一九八五年に始まり二〇〇三年に終了したヒトの全ゲノム解読を目的としたヒトゲノムプロジェクトによって今日では、多くの遺伝病の原因を分子レベルで解明することが可能になった。とくにその知識と技術は、胎児異常の有無を調べる出生前診断に広く応用されるようになった。

　さらにシリコン基盤上にＤＮＡの部分配列を高密度に配置して数万から数十万の遺伝子発現

を一度に調べるマイクロアレイと呼ばれる技術を用いて患者のゲノムコピー数を解析すれば、遺伝子の変異を容易に検出できるという。マイクロアレイによる染色体検査は迅速化、高精度化、自動化が可能となることから将来的には現在の染色体検査の大部分がマイクロアレイ検査に置き換わると予想される。このように出生前診断は、より早期、より非侵襲的な方法へと進化している。

■集団スクリーニング

一般に医療行為は、患者の求めに応じて行なわれる契約行為とみなされる。検査は、当然求めに応じて必要な個別の検査が行なわれるのだが、特定の妊婦ではなく広く一般の妊婦を対象に特定の検査を行なう場合にはこれを集団スクリーニングと呼んで区別している。

わが国で生まれるすべての新生児は、先天代謝異常症マススクリーニングと呼ばれる集団スクリーニングを受けている。検査を受けなければ、異常は早期に発見されず、知的障害を含む重篤な精神・身体発達の遅れをきたすことになる。早期に発見されれば特殊ミルクを投与して、その発病を阻止することができる。新生児に害を与えることのないこのような善意の検査は、両親の同意を必要としないと考えられている。

超音波エコー検査の精度が高まるにつれてダウン症胎児は大腿骨が短い、鼻骨が欠損している、と言われた。その後NTと呼ばれる胎児のうなじ部分の浮腫が染色体異常と関連することが明らかになり、現在では、母体血清マーカー(1)とNTを組み合わせたダウン症などの染色体異常児スクリーニングが普及している。これらの検査は、まったく侵襲をともなわない。妊婦は、スクリーニングを受けているという自覚すらないのである。異常と判定された妊婦の戸惑いと衝撃は、大きい。

このようなスクリーニング検査に妊婦の同意がないのは、おかしい。

■インフォームド・コンセントのない産科医療現場

図(次頁)は、女性が妊娠から出産に至るまでの過程においてさまざまな決断を迫られる場面を示したものである(2)。いったん妊娠しても妊娠を継続するか、しないかの選択があり、検診登録時には集団スクリーニングを受けるかどうかの選択を迫られる。集団スクリーニングは、通常妊娠十－十二週と、十六週、十八－二十週の三回に分けて行なわれる。最初に超音波スキャンによって無脳児やNTの有無がスクリーニングされる。妊娠十六週になると母体血清マーカーテストによる二十一トリソミーや十八トリソミー、神経管欠損症のスクリーニングが行なわれる。妊娠十八－二十週には奇形などの形態異常の有無をスキャンするのである。

スクリーニングで異常が検出されれば、妊娠初期では胎盤絨毛検査、中期では羊水検査という診断的検査が行なわれる。検査はともに妊娠継続か中絶かの選択を迫ることになる。遺伝的ハイリスクが存在すれば、遺伝相談を受け、妊娠すべきか、すべきでないか、出生前診断や着床前診断による遺伝的検査をするか、しないか、の選択が迫られるのである。

わが国の産科医療現場では、さまざまな医療的な介入を無意識のなかで受けていることが多い。こ

図　妊娠前後に求められるさまざまな決断

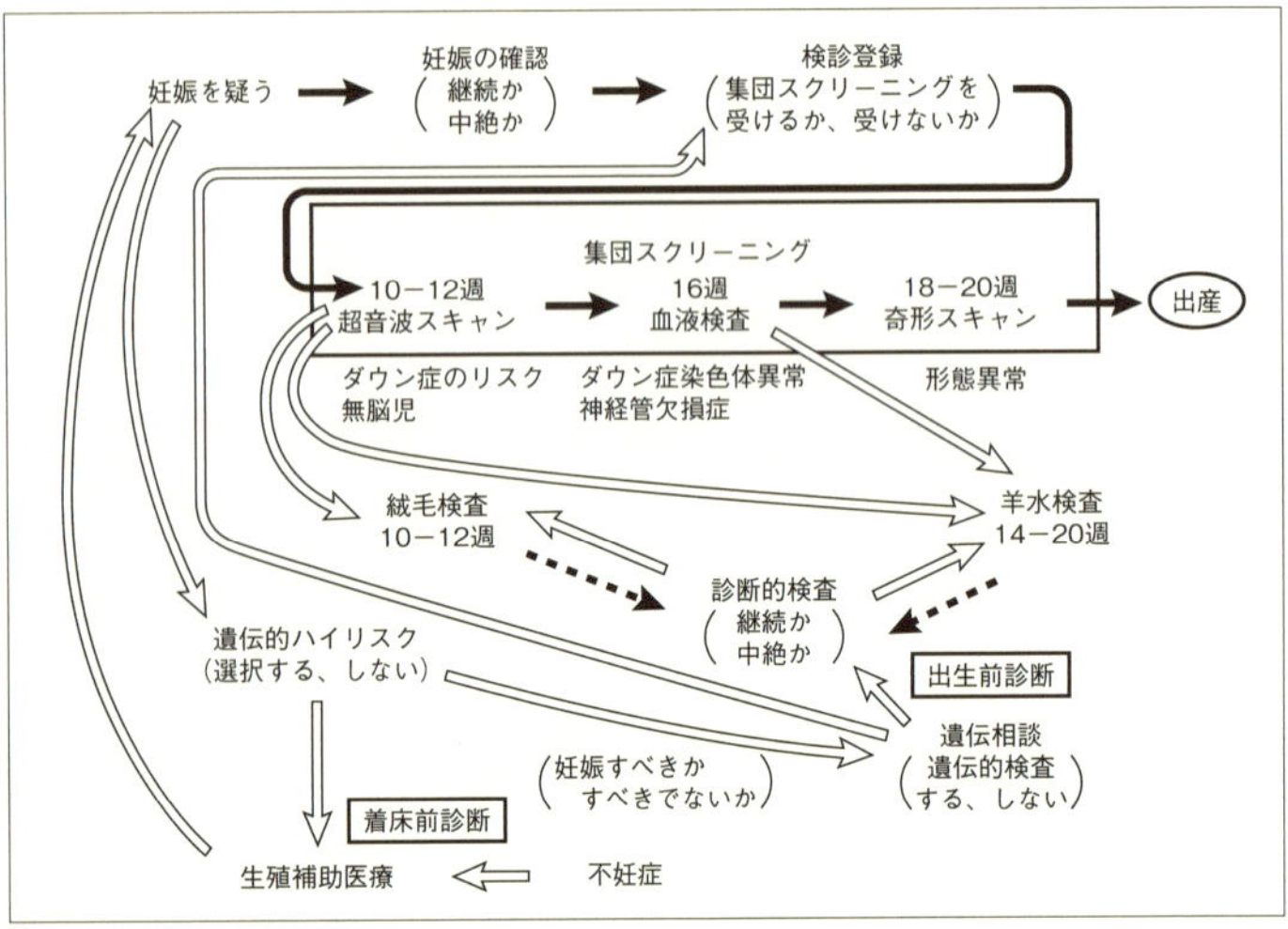

の図のような定点的な集団スクリーニングが、必ずしも行なわれているわけではないが、超音波スキャンは、検診の度に行なわれることが多い。どのような目的をもってスキャンされているか、その説明は必ずしもされていない。健やかなわが子の成長を夢見ていた妊婦に突然予想外の告知がなされるとしたら、インフォームド・チョイスなどもはやできるはずがない。

妊娠十六週時の血液検査は、母体血清マーカー検査を指している。わが国では、国の審議会が一九九九年に出した見解によって産婦人科医の多くは今も検査の実施に消極的である。「この技術の一部は障害のある胎児の出生を排除し、ひいては障害のある者の生きる権利と命の尊重を否定することにつながる。（中略）母体血清マーカー検査の実施について、関係者の間でも検査の実施の可否について評価が大きく分かれていることから、医師は妊婦に対して本検査を受けることを勧めるべきではない」という見解である。

■わが国の出生前診断が抱える問題

一つの事例を紹介しよう。母親が二十歳になる娘を連れて遺伝相談に訪れた。息子を昨年二十一歳で亡くしたという。息子の病気は、デュシェンヌ型筋ジストロフィー症(3)。娘が妊娠したので、出生前診断を受けたいという。妊娠は、すでに十六週に達しようとしていた。息子は、遺伝子診断を受けていたが、娘はまだ小さかったので、検査はしてもらえなかったという。さっそく彼女の遺伝子検査が行なわれ、兄と同じ遺伝子の変異が見つかった。彼女は十八週に達していた。この間、彼女の血液中に含まれる胎児の赤芽球を抽出して、その核のDNAから胎児が男の子であることが判明した。あとは、羊水を採取して胎児の遺伝子診断を行なえばよい。ところが予期せぬ事態が発生した。娘の遺伝子検査をしてくれた検査会社が出生前診断の検体は受注しかねる、というのである。急遽アメリカの検査会社に検査を依頼する手続きを取ったが、結果が二十二週までに出るだろうか。

出生前診断や着床前診断では、適応となる疾患の重篤度について解釈が分かれることがある。クライエントが倫理的問題も含めてより良い選択が行なえるよう遺伝相談を受けることが、前提となっている。したがって検査を受ける、というクライエントの決断はクライエントの自律性に基づくインフォームド・チョイスとして尊重され、検査は当然行なわれてしかるべきである。

しかし現状は、大きく異なっている。胎児の染色体異常の有無を検査する出生前診断は、どこでも受けられるが、遺伝子の異常の有無を検査する出生前診断となると、わが国の検査会社は、どこも請け負ってはくれないのである。中絶を前提とするような検査は、社会からの批判によって会社の経営自体が困難になると恐れているのである。この態度は、国においてはいっそう顕著である。国立病院において出生前診断や着床前診断を行なうことは、きわめて困難である。

はたしてこれで良いのか。イギリスのように生殖にかかわる臨床と研究に関する法律を整備し、さまざまな技術の開発や応用を監督・許可する機関を作るべきではないか。もちろんシビリアン・コントロールをしっかり確保したうえでのことである。

三　着床前診断

■現状と課題

着床前診断は、一九九〇年に初めてY染色体に特異的な塩基配列を用いて、X染色体に連鎖した障害の重い遺伝病の性別判定に応用された。この方法は、特殊な技術を使って八細胞胚のなかから一個の細胞を取り出し、そのDNAを増幅し、遺伝情報を調べるものである。

欧州ヒト生殖・発生学会（ESHRE consortium）[4]による着床前診断の二〇〇三年一月から十二月までの延べ採卵周期数と二〇〇四年十月までの妊娠追跡資料によると、延べ採卵周期数二千九百八十四、妊娠成立五百一例、そして出産数三百七十三となっている。その数は毎年更新されている。内訳では、染色体異常が五百二十九採卵周期、メンデル遺伝病が五百十六採卵周期、伴性遺伝病が百三十七採卵周期、着床前染色体異数性スクリーニングが千七百二十二採卵周期、そして社会的な理由による性別判定が、八十採卵周期となっている。

着床前診断は体外受精・胚移植に加えてＤＮＡ診断に要する費用を含めると非常に高価であり、技術的にも困難でわが国では実用段階にはほど遠い段階である。しかしこの技術の応用を求める重篤な遺伝病患者や保因者が多いのも事実である。

■わが国の現状

欧米での普及が進むなかで日本産婦人科学会（以下、日産婦学会）の会告を無視した産婦人科医が着床前診断を行なったことを公表し、社会的な問題となったことはある意味でわが国の着床前診断の臨床応用の検討を早めたといえる。

二〇〇六年に「習慣流産の染色体転座保因者を着床前診断の適応として認める」という答申が出て以来、着床前診断を念頭に置いた転座保因者の遺伝カウンセリングが日本各地で急激に増えている。染色体転座保因者の一般集団中の頻度は、千人に一人と決して珍しくはない。デュシェンヌ型筋ジストロフィーなどの遺伝子病に比べれば、はるかにその頻度は、高いのである。この着床前診断実施申請施設は、自施設内で着床前診断を実施する生殖補助医療クリニックである。日産婦学会では実施者の資格要件として、染色体転座保因者の正確な細胞遺伝学的診断ができる技術と知識を有する者、と規定している。

しかし、実際に十分な臨床細胞遺伝学や分子細胞遺伝学の知識や技術を有し、個々の症例について診断精度が十分に保証される仕組みがあるかといえば疑問である。六百か所を超えるわが国の生殖補助医療クリニックのなかで現在着床前診断ができる施設は、わずかに六か所である。

体外授精の成功率は、女性の加齢とともに急速に低下するといわれる。反対に加齢とともに特定の染色体が三本になるトリソミーの発生率が上昇する。ダウン症などを除いてほとんどのトリソミーは流産するので流産を防ぎ、着床率を上げることが生殖補助医療クリニックの最大の関心事となっている。胚の染色体異数性をスクリーニングする着床前スクリーニングが世界の主流となっているのである。着床前スクリーニングは、見え難い形の出生前診断となっている、と指摘する人もいる。日産婦学会は、このスクリーニングも認めていない。

四　着床前診断の倫理的・法的地位

着床前診断は出生前診断とは異なり、ある種の疾患の治療に使われる可能性がある。伴性遺伝病を抱える患者がキャリアーとなる女性の胚の移植を望まなければ、病気は彼らの家系からは排除される。遺伝性の癌など遅発性の疾患を遺伝するリスクを有する夫婦にとって着床前診断は魅力的だろう。病気の子どもに適切な臓器を提供するために同胞を作る、あるいは社会的理由で性別選択の道具として着床前診断を利用するなどといった使われ方も可能だ。[5] 着床前診断は、優生思想へ傾斜させる可能性がある、との危惧から多くの国で出生前診断よりも厳しく規制されている。着床前に胚が選択され、人の手が加えられることへの心配やハックスリーの「すばらしい新世界」すなわち遺伝的な階層化の世界が誕生するのではないかという危惧などである。

胚芽の権利と利益の議論は、人間性は受精に始まる、かくして受精卵は道徳的で法的な敬意を持って取り扱われねばならないとするか、ヒトの存在は卵子と精子の結合のみでは規定されないとするか、この二つの命題に帰拠している。[6]

後者の観点は、ヒトの特質である意識の潜在性あるいは前胚芽を胚芽から区別する発達途上のマーカーである原始線[7]条の出現をヒト発生の基点とする、という考え方で世界的なコンセンサスを得ている。原始線条は受精後十四日目に現われる。前胚芽への着床前診断の目的に対する倫理と法的地位は、以下のあいだで揺らいでいる。

（一）　前胚芽は分化をともなう個体性を欠如しているし、他のヒトの組織それ自体と同様の地位であるから前胚芽はなんら道徳的地位を有しない。母親は自分の身体の部分として前胚芽を廃棄する、あるいはたとえばヘルシンキ宣言といった倫理的配慮に一致するやり方でそれを研究の対象とすることを認める権利を有する。

（二）　受精は新生児から子ども、成人になる潜在性を有し、新規の、特異的な遺伝子型を確立するのだから前胚芽は完全なヒトの地位である。この観点に立てば配偶子提供者は保護者として奉仕し、母親の独立した利益は関知しないという前胚芽自身の権利を有している。

(三)　前胚芽は、尊厳をもって取り扱われるべき潜在的なヒトである。これは一と二のあいだの妥協的な地位である。

受精後十四日という概念は広く受け入れられているが、フランスはこの胚芽発達の不連続な区分に反対、ドイツは着床前診断をまったく認めていない。

■法的是認

やはりこの三十年で解決されなかった問題として、十分な安全性と倫理的要求を満たすにはどうすべきか、ということが挙げられる。解決モデルの一つとしてイギリスのヒト受精・胚研究認可機構では、規則の制定と施行にあたり、法的な裏付けを得ることになっている。

ヒト受精・胚研究機構は、研究を次の目的に制限している。

(1)　不妊治療の向上
(2)　先天性疾患に関する知識の増加
(3)　流産の原因に関する知識の増加

（4）　避妊技術の改善
（5）　着床前に遺伝子や染色体異常を検出する方法の開発

法令はさらに次のことを禁じている。

イ、ヒト配偶子を用いてヒトの雑種を作ること
ロ、核の移動によるクローン胚形成
ハ、胚芽の遺伝的構造を変更すること

イギリスは今や、国際的に生殖生物学における政策と実践に対して高い評価を受けている。(8) おそらくその主な特徴は、研究にも生殖補助医療にも応用できる一連の国内的に統一された強制的なガイドラインを作成したことである。

さらに二〇〇八年の終わりには、生命の救済のために胚が利用できる法案が認可される予定だという。体外受精クリニックに保管されている数十万点に上るヒト胚は生殖目的には用いられず、最終的には破棄される運命にある。こうした余剰胚を人命を救うための研究に利用することに関し、その目的を明示し、自由意志によって提供された場合に用いることは、倫理にかなうと考えている。先に述べた倫理的・法的地位の（三）の立場に依拠しているのである。

■胚研究をめぐる政策論争

アメリカでは、生殖補助医療はほぼ規制のない状態だが、ヒトの胚細胞研究は厳しく制限されてきた。中絶に反対するカトリック教徒が支持したプロライフの政治家ブッシュ前大統領は、ヒトの胚性幹細胞の研究に対する連邦助成金の支出を禁止してきた。この分野でアメリカは、ヨーロッパや日本、韓国に大きく遅れを取っている。

現大統領オバマは、幹細胞研究は、①障害を受けた細胞を正常な細胞に置き換えて、糖尿病や、パーキンソン病、脊髄損傷などの病気を治療する、②新薬開発研究に使用できる安全で、便利な疾患モデルを提供する、③個体の正常発生や細胞機能の基礎的な解明に役立つ、として研究を強く支持するとしている(9)。胚を用いた研究はつまるところ、再生医療への応用を目指している、と言っていい。大きなビジネスチャンスを生み出す一大国家プロジェクトなのだ。

ここで確かなことが一つある。それは、未来に生まれてくる子ども自身は、巻き起こる議論や、みずからの出生の技術的経緯など知るよしもなく、この世に出てくるということだ。その子の存在は、人間の生物学にもはや神聖なものなど存在しない証しとなるだろう。だからこそ研究者は、実験室でのスタートの瞬間から人間の生殖が何ら貶められるものではないことを約束する必要がある。

五　生殖医療の将来像
――すばらしい新世界――

イギリスの作家ハックスリーは一九三二年、『すばらしい新世界』と題する文明論的ＳＦ小説を書いた。そこにはすでに人工生殖による改造人間の社会が描かれていた。そして機械文明の極度な発達の挙げ句、人間がみずからの発見した科学の成果の奴隷となり、一切の人間的価値と尊厳を喪失していく悲劇を描いた。彼は、一九三〇年当時の全体主義的な政治体制の台頭を不吉な前兆として予見していたことで戦後有名になった。全体主義的支配者が、みずからの目的のために近代科学の成果を存分に利用するならば、いかなる非人間的地獄絵が出現するかをわれわれは知っている。

世界初の「試験管ベビー」の誕生から三十年が経った今、体外受精は珍しいものではなくなった。自然科学雑誌『ネイチャー』は、二〇〇八年七月十七日号四五四巻の冒頭に「スーパーベーブ誕生後の生命」と題し社説を掲載した。冒頭の社説[10]を引用してみよう。

ここはとある病院の分娩室、もう日付も変わろうとしている二〇三八年七月二十五日の深夜、体重三千四百グラムのその子は生まれた――いつもの誕生風景なのだが……。

もちろんこの娘は両親が夢見ていた通りの子だった。それもそのはず両親は、医学的にできることはすべてチェックしたうえでのことだった。このクリニックの「赤ちゃん四文字分析」という検査で両親は体外受精の過程で作られた一群の胚細胞を一－二個取り出し、ゲノムの塩基配列を調べてもらった。そのなかでこの娘を選んだのは、この胚なら、やせ型で幸せな、がんと無縁な娘に育つ確率が一番高いと言われたからだ。

この三十年後のシナリオに読者は現実味を感じるだろうか。今から三十年前一九七八年七月二十五日、史上初の体外受精児が誕生した。新聞各紙はこの娘をスーパーベーブと呼び、両親はルイーズ・ブラウン、と名づけた。当時世界中の人びとを驚かせ、多くの異論を呼んだ体外受精も今ではごく当たり前になった。すでに四百万人に上る赤ちゃんが体外受精によって生まれている。

すでに現代社会は個別化遺伝学の時代に入りつつある。コストを負担すればだれでも既知のリスク遺伝子を調べてもらうことができる。まもなく一般個人の全ゲノム配列の解読も実現されるだろう。こうした技術は、体外受精を取り扱うクリニックにも広がるはずだ。確かに、何千もの遺伝的リスク変異がさまざまな健康状態の要因となっているわけで、遺伝的に完璧な将来が約束された胚など存在するはずはない。しかしこうした技術があれば、たとえば、家族を苦しめるパーキンソン病を避けるなど、両親は子どもに与えたい形質として譲れない五項目のリストを作成し、その基準にもっとも良く当てはまる胚を選ぶことができる。知能や運動能力など、健康とは無関係の側面が注目される可能性もある。

二〇〇七年六月、日本とアメリカの二つの研究チームが、卵子や精子を含むあらゆる細胞を作ることが可能な「人工多能性幹（ｉＰＳ）」細胞をマウスの皮膚細胞から作成したと発表した。これにより、ｉＰＳ細胞は胚幹細胞と同じ能力をもっていることが示された。さらに十一月には、両チームがヒト皮膚細胞からｉＰＳ細胞作成に成功したと報告した。[11] 皮膚細胞からｉＰＳ細胞を作り、これらの細胞から生殖細胞を作り、そのうえでそれらを組み合わせてヒト胚を作ることが可能となる。これは、年齢を問わずだれでも子どもをもつことができるということだ。

今日道徳的に問題がある、あるいは取得することが困難という理由でヒト胚に実験を行なうことはできない。しかしこのような胚が、無数に得られるとしたらどうだろう。任意の遺伝的変更を導入することが可能になり、研究目的のために変異胚を作ることができる。それらはもはや代替不能な貴重な存在ではない。やがて物化して対象物と考えられるようになるだろう。

人は年を取るにつれて遺伝的過誤が蓄積する。これを避けるためにわれわれは若いときに細胞を備蓄しておくべきだろうか。人口染色体や遺伝子カセットを使ってたとえばハンチントン病のような病気を治すことが可能になるだろう。まさにハックスリーが予言した世界の到来である。

六　おわりに

産婦人科の医師不足が社会問題化し始めた。とくに周産期医療を支える医師たちは、過酷な勤務態勢や医療訴訟の多さなどで疲弊しているという。一方体外受精などを行なう生殖補助医療クリニックで働く医師たちは、救急医療を行なうことはなく、労働時間に恵まれ、経済的にも潤っている。

生殖補助医療クリニックの多くは子どもができれば、その妊婦を別の産科医へ紹介し、その後のケアにはかかわらない。生殖補助医療を受けた妊婦は多胎妊娠の割合が高く、周産期医療施設へ紹介される割合も高い。生殖補助医療の予後評価を行なう立場にある周産期医療を支える医師たちと生殖補助医療クリニックで働く医師たちのあいだにもっと緊密な協力体制が図られることが大切だ。

ある試算によれば一組あたりのカップルが、体外受精で子どもが得られるまでに支払う医療費の平均は、二百万とも三百万円ともいわている。少子化政策の一環として体外受精に対して特別手当を支給する自治体もある。とくに不妊にまつわる社会的な差別を経験している途上国の女性に対しては、低コストの体外受精をいっそう拡大する必要がある。すべての高価な材料を排除し、低価の薬剤を使い、一個か二個の卵子を採卵して、一つの胚のみを移植すれば、体外受精は、百ドル以下で行なえるという。

それでも体外受精は高価であり不自然な生殖手段であることに違いはない。そこには生殖の無償性や子どもの偶然性、天賦性あるいは自然に対する畏怖や感謝の感情などは読み取れない。人工的な生殖によって到来する社会はどのように変質するのであろうか。

（1）　母体血清マーカー検査とは、胎児や胎盤などから産生される胎児蛋白質の量を測定して標準値と比較し、ダウン症や十八トリソミー、神経管欠損症を確率的に示す検査法である。
（2）'Making babies: reproductive decisions and genetic technologies' Human Genetics Commission January 2006, www.hgc.gov.uk
（3）デュシェンヌ型筋ジストロフィー症は、X染色体上にあるＤＭＤ遺伝子に変異が起こり歩行困難、心筋障害、呼吸障害を起こして二十代から三十代に亡くなる劣性遺伝病である。男子だけが発病する。母親が保因者であることが多く、娘の半分は保因者、半分は健常者である。男子の半分は、罹患者となり、半分は健常者である。
（4）'ESHRE PGD consortium data collection VI' *Human Reproduction* Vol.22, No.2 323-336, 2007.
（5）Ruth Deech, 'Essay: 30 years: from IVF to stem cells' *Nature*, pp. 280-281, vol. 454, 17 July 2008.
（6）'Ethical Perspectives and Regulation of Preimplantation Genetic Diagnostic Practice' in *Preimplantation Genetic Diagnosis*, J.C. Harper et al., John Wiley & Son. LTD, pp. 227-240, 2001.
（7）原始線条は、受精後二週間で胚が形成されるとその中央部に一本の陥没線として現われる。原始線条は尾側から頭部へ向かって成長し、身体の中心軸となる。この原始線条によって身体の上下、左右、背中とお腹の位置関係がはっきりする。
（8）［イギリス］授精及び発生学法案——二十一世紀の生命科学の規制：立法情報　外国の立法（二〇〇八・五）、国立国会図書館調査及び立法考査局。
（9）「米大統領候補にNatureが問う」『nature digest』、日本語編集版二〇〇八年11月号５巻11号、一二一七頁。
（10）'Special Report: Making babies: the next 30 years' *Nature*, pp. 260-262, vol. 454, 17 July 2008.

(11)　Kazutoshi Takahashi, koji Tanabe, Mari Ohnuki, Megumi Narita, Tomoko Ichisaka, Kiichiro Tomoda, and Shinya Yamanaka, 'Induction of Pluripotent Stem Cells from Adult Human Fibroblasts by Defined Factors,' *Cell*, Volume 131, Issue 5, pp. 861-872, 30 November 2007.

■推薦図書案内

ジャン＝フランソワ・マテイ、浅野素女訳『人工生殖のなかの子どもたち——生命倫理と生殖技術革命』(築地館、一九九五年)

人工生殖大国フランスを代表する遺伝専門医が、みずからの臨床経験に基づいて不妊治療、出生前診断技術の飛躍的進歩と問題点を説き明かす。最先端医療技術の現状が、いかにわれわれの深いところを揺さぶる問題であるかを明らかにしてゆく。

小西宏『不妊治療は日本人を幸せにするか』(講談社、二〇〇二年)

記者である著者が、多くの取材を通してまとめた、ルールなきまま進歩する医療技術と、子どもが欲しい夫婦の心のはざまを問う好著である。

第六章　臓器移植制度と臓器の所有

寺田篤史

❖概　要

本章は、臓器移植の制度を臓器の所有という観点から考察する。

一、二では、臓器移植制度とは臓器の摘出条件を定めた制度であると規定し、臓器摘出の条件とは臓器の提供意思の取り扱い方であり、それは臓器がだれの所有物であるかによることを論じる。

三では、臓器の所有のあり方に応じて可能な臓器移植の制度について考察する。所有の形態として、自分だけのもの、家族との共有、国家の所有の三つが考えられる。臓器が自分だけの所有物ならば、本人の承諾意思のみの表示が、家族との共有物であれば、本人と家族の明示的な承諾が、それぞれの所有の形態に適した臓器摘出の条件である。国家の所有物の場合、私の臓器が国家からの借り物である社会像が描かれる。

四では、日本の臓器移植法に対する五つの改正案を検討し、これら改正案の適否を、それぞれが前提する臓器の所有のあり方に応じて論じる。

一　はじめに

日本の臓器移植をながめてみよう。日本では臓器の摘出に承諾してドナーカード（臓器提供意思表示カード）に記入することで死後の臓器の取り扱い方、具体的には移植医療に用いるか否かを希望することができる。しかし、臓器移植に同意しても実際に死後自分の望みどおりになる、というわけでは必ずしもない。日本では提供者の家族が臓器の提供を拒否することができるのである。臓器提供する意思を問いながら、どうして家族がそれを拒否することができるのだろうか。臓器は私のものなのだから私の好きに使えるはずである。

たしかに所有の基本的な意味は、所有物を所有者の意のままに使用し処分できるということである。ドナーカードで提供の意思を示しながら、家族の拒否によって「意のままに」ならないのだとすると、日本の現行の移植制度は臓器をその人の所有物だと考えていないということだろうか。意思表示は臓器移植制度にとって不可欠の要素のはずである。現在の制度が考えている臓器の所有のあり方によって、臓器提供の意思の扱い方が変わってくるということではないだろうか。

本章は、まず臓器移植を成立させるポイントである臓器提供の意思表示と所有がどうかかわっているかを確認する（二）。次に、臓器がだれの所有に属しうるのかという観点から、どういう意思表示が可能か、あるいはどういう臓器移植の制度が可能かを描く（三）。そして最後に、これまでの考察を踏まえて臓器の所有という視点から現在提示されている日本の臓器移植法の改正案を簡単に検討・評価したい（四）。

二　臓器提供の意思と臓器の所有

■臓器移植の条件

わが国では、一九五〇年代より心臓死体からの角膜や腎臓の移植が行なわれはじめ、一九五八年に「角膜移植に関する法律」が、一九七九年に「角膜及び腎臓の移植に関する法律」が制定されている。生体移植については法律こそ制定されていないが、医療技術の進歩にともなって生体腎移植や生体肝移植も徐々に行なわれるようになった。そして一九八〇年代以降、脳死が臓器移植とあわせて問題化され、ついに一九九七年に「臓器の移植に関する法律」(1)（以下、臓器移植法）が施行され現在に至っている。この臓器移植法の附則第二条一項では施行後三年を目途に必要な見直しがなされるべきことが求められており、二〇〇〇年以降法案として提出されていない私案も含めさまざまな改正案が提出された。しかし目途とされた三年が経過してもなお臓器移植法の内容は制定当初のまま変わっておらず、二〇〇六年から三つの議案が提出されたが二〇〇八年現在衆議院でなお審議中となっている。

この臓器移植法は、どういう場合に臓器提供希望者から臓器を摘出できるのかという臓器の摘出条件を定めた法律である。日本の現行法や改正案のみならず、外国の同様の法律においてもそうである。ここで注意しておきたいのは、日本で臓器移植法の制定の際に非常に問題にされたような、脳死を人の死とするという人の死の定義に関する問題は本来臓器移植そのものとは別個の問題であるということである。死の定義は、もっぱら臓器移植に利用できる臓器の種類にかかわる。脳死移植では肝臓や心臓など心臓死体や生体からは難しい（あるいは不可能な）臓器の移植が可能である。臓器移植の適用の幅を広げたい、そのために脳死体からの移植が可能であるほうが都合がよいから脳死は問題化する。死の定義がどのようであれ、利用できる臓器の種類が変わるだけで死体からの臓器移植の意味が変わるわけではない（それゆえ、以下とくにことわらないかぎり死体からの臓器移植には脳死臓器移植も含める）。

臓器移植の一番の問題は、そもそもなにが臓器を摘出する際の条件となるのかである。そして一般に臓器の摘出の適否は、だれのどのような意思表示があるかにかかっている。

■臓器提供の意思表示

臓器提供の条件となる本人の意思表示は、死体からの臓器移植においてとりわけ問題となる。臓器の摘出に際して臓器提供希望者本人はすでに亡くなっているので、意思確認が生体移植よりも困難だからである。この意思表示は口頭、書面（ドナーカードなど）、登録など国によって異なる。

死体からの臓器移植意思表示の確認の手続きには、大きくは、「承諾意思表示方式」と呼ばれるものと「反対意思表示方式」と呼ばれるものの二つがある。まず承諾意思表示方式は、本人が生前に臓器移植のために臓器を提供してよいという意思表示があったときにのみ臓器の摘出が許されるとするものである。アメリカ、カナダ、オーストラリア、スウェーデン、デンマーク、イギリス、ドイツ、などが採用している。もう一つの反対意思表示方式は、本人が臓器提供を望まないという拒否する意思の表示がないかぎり、臓器提供を承諾しているとみなすものである（沈黙の同意）。スペイン、ポルトガル、フランス、イタリア、オーストリア、フィンランド、ブルガリア、シンガポールなどが採用している。(2)

さらに、この二つの方式に臓器提供希望者の遺族の意思が組み合わさる。承諾意思表示方式をとっていれば、臓器摘出が可能なのは承諾の意思表示があるとき「のみ」となっているのだから文字通り受け取れば意思表示がない場合には摘出はできないはずである。しかし、たとえばイギリスのように、本人が提供の意思表示をしている場合には（遺族の意思とは無関係に）臓器の摘出がなされるが、承諾意思表示方式を採用していても、臓器提供について本人の明示的な承諾の意思がない場合には遺族の承諾によって臓器の摘出ができるようにしている国が多い（四で再び軽く触れる）。ヨーロッパ評議会では反対意思表示方式を採用していて、本人の反対意思が表明されていないことに加えて、（加盟国の任意で）遺族の反対がないことを要件にしている。

わが国では、はじめの項で述べたように死体からの移植に際しては、ドナーカードなど書面による意思表示があり、かつ遺族の反対がない場合のみ移植が可能である。これは承諾意思表示方式のバリエーションである。本人の意思が不明な場合には移植は行なわれず、日本での臓器移植はこの点で世界的にも厳格な条件が賦せられている。ただし、心臓死体からの角膜と腎臓の移植に関しては、古い法律（「角膜及び腎臓の移植に関する法律」）の条件を「当分の間」引き継いでいるため、本人の意思表示がない場合には遺族の承諾のみで移植が可能となっている。

これほど大まかにみても臓器摘出の条件は国によってまちまちであるし、日本一国においても歴史的経緯のためか一貫しない規定も残っている。先に触れたように、臓器提供の意思は臓器の所有のあり方を考える手がかりとなる。だれかの臓器であるからこそ、その処分に承諾が必要でなければならない。ドナーや遺族の意思表示が絡み合う臓器移植の条件を、臓器をだれかの所有物であると考えるところから整理したい。

しかし、その前にそもそも臓器に所有権を認めることはできるのかということを検討しよう。

■臓器は所有の対象と考えられるか

臓器を所有の対象としては扱えないという主張がある。生命や名誉や自由や身体などその人から切り離して考えられないものは所有権の対象にならないという立場から主張される。人間の身体はその人から切り離せないそうしたものであるから、臓器を所有権の対象として扱うことはできないというのである(3)。しかし、臓器に所有権を認めることはそれほど無理のある話ではない。

臓器移植において臓器は、ドナー本人の意思によってであれ、その家族の意思によってであれ、レシピエント（移植希望者）に贈与されるものである。臓器移植を「いのちの贈り物」と表現する人もいるが、「贈り物」という言葉が臓器に対して用いられるのだとすれば、それは所有の対象でありうることを示しているだろう。臓器に対して所有権の存在が前提されていると「少なくともそう解するほうが自然である」[4]。臓器提供者を身体の処分権者（身体を処分する権利をもつ者）であるとはっきり見なしている国さえある[5]。

また、日本の臓器移植における臓器のように、ある物（ここでは臓器）の処分の手続きが非常に厳格に規制されていて、およそ自由に処分することができないというところから、その物に対する所有権を否定する類の批判がある[6]。しかしその批判はあたらない。たとえば、自分の物だからとそこらに好き勝手に捨てれば不法投棄で罰せられる。危険物であればたとえ自分の持ち物であっても間違いなくその処分は厳しく規制されるし、単に使うだけでも規制がかけられるだろう。自分の所有物のうち本当になにも気にせずに自由に処分できるものなどどれほどあるだろう。処分のルールがどんなに厳格であっても、そのルールに則って臓器の処分・贈与がなされているとすれば、臓器は所有物として扱われていると言うに十分だろう。

ここで確認したいのは、少なくとも臓器移植が合法である国では、現に臓器を正当に所有しうるような制度をもっているということである。臓器が所有物であり「うる」ということから一般に制度を整備して臓器が所有物として扱われるようにす「べき」だと主張しようとしているわけではない。逆に、臓器が所有権の対象でありうることを憂えて、臓器の所有権そのものを捨て去り臓器移植自体を禁止する制度を立ててもおかしなことではない。ここで言いたいのは、臓器移植はそれを制度化するにせよ、禁止するにせよ、臓器に対する所有を合法化するか禁止するかという仕方で考えられるということである。こうして臓器移植の制度の根底に臓器についてなんらかの所有の観念があることが理解できるだろう。

しかし、臓器移植制度が臓器の所有という思想に基づいているとして、臓器に対して成立しうる所有権はどのような形態をとりうるのだろうか。臓器は、臓器提供の承諾がだれの意思表示によるのかによって、個人所有でもありうるし、共有でもありうるだろう。次節では所有のあり方を三つに分けて、それぞれの所有の形態のもとでどのような臓器移植の制度が可能となるのかを考察しよう。

三　臓器はだれのものか

臓器の所有の形態には次の三つが考えられるだろう。一つ目は、臓器は自分自身の所有物である、というものである。二つ目に、臓器は自分自身とその家族（遺族）との共有物として考えられうる。三つ目に、臓器が国家の所有物であることが想定できる。本節ではこれら三つの所有の形態を軸に可能な臓器移植のあり方を提示する。

■臓器は自分自身だけの所有物である

臓器が自分自身だけのものであるというのは「自己所有」[7]という非常に自然でなじみやすい考え方である。二で扱った死後の臓器移植に対する意思表示の二つの方式は、いずれも臓器が自分自身の所有物であることを本来は前提としていると理解できる。承諾意思表示方式と反対意思表示方式のそれぞれから、本人の意思が不明な場合や、遺族の意思がかかわる場合などのヴァリエーションを取り払ってみよう。そこで残る臓器提供の条件は、「本人の承諾意思のみの存在」、あるいは「単に本人の反対意思の不在（沈黙の同意の存在）」である。

前者の方式においては、自分の意思表示だけが臓器提供を可能にしている。それゆえ、この方式においても臓器が自分自身の所有物であることは当然に前提されている。四で後述する臓器移植法改正の森岡試案の臓器提供の条件はまさにこれと同じである。後者の方式の場合、反対意思が表示されない場合にのみ臓器提供が可能となるという形で本人の意思だけが自分の臓器の行方を左右しているのだから、この場合も臓器は本人の所有物と理解されることが分かるだろう。シンガポールがこの場合の例となる。反対意思表示方式をとるシンガポールではドナーになりたくなければ医療庁に登録せねばならず[8]、反対意思の表明だけが臓器の自己所有を可能にしている。

では、臓器が自分自身の所有物であることを安固たらしめるのに、どちらの方式がより適切に臓器提供の条件として優れているだろうか。反対意思表示方式の場合、たとえば臓器を摘出されたくない人が（ノン・ドナーカードや役所への登録などで）意思表示をする前に亡くなってしまい臓器移植の用に供されてしまったならば、その人の「ドナーになりたくない」という意図に反して勝手に臓器が使用されることになる。これはこの人の臓器に対する所有権の侵害と言いうるのではないか。

今度は承諾意思表示方式の場合である。たとえば、臓器を提供したいと思っていた人が、臓器提供の意思を表示する前に亡くなってしまったとする。臓器はその人の身体のなかに残ったままである。この場合、臓器提供できなかったことはその人の「臓器提供したい」という意図に反してはいるが、だからといってその人の臓器に対する所有権が侵害されたということにはならない。友達に贈り物を渡そうとしたが、不慮の事情により渡しそびれて贈り物が手元に残ってしまった場合に、贈るはずだった物への私の所有権が侵害されたとは言わないだろう。

自分の臓器は完全に自分自身の所有物であるべきだと考えるならば、臓器提供の条件として「脳死の人からの臓器移植が許されるのは、本人が移植の意思表示をしていた場合に限られるべきである」という承諾意思表示をとるべきである。「提供者の自発的意思」の尊重や臓器提供の任意性をより強調し、個々人の自己決定性をより重視すれば、臓器移植の条件は本人の承諾のみというシンプルなものになるだろう。

これら二つの表示方式は死体からの移植を想定しているが、生体においても同様に考えられるだろう。現在の日本のように本人の意思に基づいてなされる生体移植は承諾意思表示方式に擬せられるだろう。反対意思表示方式のほうは考えにくいが、臓器提供に反対の意思表示をしないかぎり、生体からでも臓器をもっていかれるような社会も想像可能である。どちらも自分自身による臓器の所有が根底にあるが、この場合も死体からと同様、自分自身による臓器の完全な所有という点で、明示的な提供の意思表示をするほうが優っているといえる。

■臓器は家族との共有物である

所有物には、私のものではあるが同時に別の人のものでもあるような事態、つまり共有がありうる。臓器移植においてまず想定されうるのは家族や親族との共有であろう。まず、家族と共同で処分する権利をもつという共有の前提に立てば、臓器提供候補者と家族のどちらか一方だけにでも臓器摘出の反対の意思が表明されていれば移植は行なわれてはならない。というのも、もし一方の反対を排除して移植ができるのであれば、それは臓器をドナー本人の所有としてのみ扱っているか、ドナー本人を除く家族の所有物として扱っているかのいずれかであろうからである。

臓器が本人とその家族の共有物であるという性格をもっともよく表わしているのが、本人の意思表示に加えて家族が本人の決定に同意している場合である。[10] たとえば日本の臓器移植法がそうである。実際に臓器を使用する本人の意思表示に家族の同意が加わることで[11]、共同所有者全体の承諾意思が表示される。それゆえ、日本の現行の臓器提供条件は家族との臓器の共有状態における承諾の意思表示のもっとも基本的な形であるといえよう。臓器は自分ひとりだけのものではなく家族との共有物と強く考えるのならば、制度は、このような臓器提供する本人と家族がともに移植に同意しているときにのみ移植が許される制度でなければならない。もっとも、日本の臓器移植において「提供の規定が格別に厳しい」[12]といわれるように、厳格に家族との共有を固守すると移植件数は増えないだろうが。

臓器の共有を示す移植の条件としては、ほかに本人も家族も移植に反対していない場合[13]、本人の反対がなく遺族が移植に承諾している場合[14]がありうるだろう。いずれもだれかが反対意思を表明しなければ臓器提供に同意したとみなされるという意味で、ドナーと家族との共有物としての臓器のあり方に基づいた意思確認方法のバリエーションである。これらは、所有の観点からみたときにやはり前項で述べたような所有権の侵害の可能性という弱点がある。しかし、逆に移植は条件面では実施しやすくなる。

日本の臓器提供の条件から臓器を本人と家族の共有と考えることについて、以下のような反論が考えられる。本人の承諾意思に家族の意思を付け加える方式の場合、臓器摘出のきっかけはあくまで本人の意思表示である。それゆえ、本人の自発的意思に始まる臓器移植における家族の同意は、本人にとっては臓器を処分するための単なる手続き上必要な制限にすぎないのであって、臓器の処分（移植）に家族の同意が必要だからといってただちに共有状態を表わすとは言えない、と。

たとえば、廃棄物（所有物）を海洋投棄（処分）しようとする業者への行政の許可（申請に対する同意）を考えると、この許可は確かに廃棄物を処分するために必要な手続き上の制限である。しかし、臓器の共有における家族の同意の必要性は、このような処分手続き上の制限の問題ではない。この行政の許可と家族の同意との違いは次のように考えられる。廃棄物の処分のための行政の許可不許可には正式な基準や理由が求められる。申請の内容も条件も同じなのに行政が気まぐれでA社に許可して

B社に許可しないなどということは許されないだろう。

それに対して、家族の同意は、臓器提供のきっかけとなる本人の意思と同様に、まったく任意になされるものであり、その決定になにか基準や理由が求められるものではなく、手続きとしてやることではない。臓器の取り扱いに対しては本人と家族はそれぞれに自由な意思表示をなすのであり、この二者による自由な一致に基づく臓器提供は、だからこそ本人と家族との共有とみるのがふさわしいだろう。

■臓器は国家の所有物である

そもそも臓器は自分の所有には属さず使用はできても処分や譲渡をしてはならない、と考えることもできる。いわば、自分の臓器を他からの「借り物」とみなすのである[15]。臓器移植は確実に臓器の処分という側面をもつから、自分のものでないとすれば臓器移植は不可能となるだろう（共有物は他の人の所有物であると同時に自分の所有物でもある）。そこで、臓器移植を制度として執り行なう国家の所有物として臓器を考えるのである。臓器を国家の所有と考えたときにどのような移植制度が構想できるだろうか。

まず、ドナー登録を完全に義務化し例外を認めないというやり方が考えられるだろう。国からの借り物である臓器は、死をきっかけに国に返されるのである。国は返還された臓器を思いのまま移植医療に回して、結果非常に効率のよい臓器移植制度ができあがるだろう。

それとも、そもそも臓器が国家からの借り物なのだと考えれば、その意味を突き詰めると、人は生きているうちに国家からいつでも臓器の返還を求められるという事態も考えられる。臓器移植についての思考実験として倫理学者J・ハリスの「サバイバル・ロッタリー」（生存くじ）というものがある。すべての人が番号を割り当てられており、臓器移植で助かる二人以上の瀕死の患者のためにコンピュータがもっとも適切なドナーの番号をはじき出す。選ばれた人は移植のために犠牲になり患者を救う。サバイバル・ロッタリーはそのようにして「最大多数の人間が長く幸福な生活を楽しむことを保証する」システムの構想である[16]。

臓器が国家の所有物である場合、臓器摘出の条件は、臓器の持ち主である国家の思いのままの方針に、つまりその国の政治政策に依存する。サバイバル・ロッタリーでは最大多数の人間の幸福な生活の享受がその方針であったが、貸し付けた臓器の状態の維持管理が政策となることも考えられる。こうした国家では、人びとは喧嘩や自殺はもちろん、果ては暴飲暴食までも借り物である臓器を傷つけるような行為として禁止されたりもするかもしれない。

これらは現実化するにはあまりに突飛な制度ではあるが、臓器が国家の所有であるべきならばこれは一つの可能な帰結である[17]。

四　日本の臓器移植制度の検討

■臓器提供の条件からの改正案のまとめ

最後に、これまでの考察を踏まえて現在日本で議論されている臓器移植法改正論議を簡単に検討したい。それぞれの改正案のすべての論点を網羅することはできないので、これまで中心的に扱った臓器摘出の条件にできるだけ絞って評価する。二〇〇八年現在衆議院で審議中である中山案、斉藤案、金田案の三つの改正案と、臓器移植改正の代表的な議論である町野案、森岡案を検討しよう[18]。

それぞれの改正案における臓器提供の要件は次のようにまとめられるだろう。

（1）本人の臓器提供の明示的な意思表示があって遺族がそれを拒まない場合であるか、本人の臓器提供の意思が明示されておらず遺族が臓器摘出に明示的に承諾している場合……町野案、中山案

（2）本人の臓器提供の明示的な意思表示があって遺族がそれを拒まない場合……斉藤案、金田案

（3）本人の臓器提供の明示的な意思表示がある場合のみ……森岡案

（金田案は臓器移植法に新たに生体移植の要件も死体移植と違う要件で組み入れようとしているため複雑になっているのだが、右のまとめは死体からの移植の要件のみを抜き出した。小児臓器移植に関する部分など、それぞれの案はここに出ていない部分でより大きな違いがある）。

■改正案の分析

（3）の森岡案以外は遺族の意思がかかわっており、森岡案だけがかなり強固に本人の提供意思を重視している。（2）は現行法と同じ条件であり（それゆえ「拒まない」は「承諾」と同等のものと考える。〔本章注（11）参照〕）、（1）はそれに新しい条件を加えたものである。（1）と（2）はいずれも遺族の同意ありの本人の提供意思によって移植が可能という点では同じであるが、（1）は後半部分が付け加わることによって、臓器移植がより容易に実施されるようになること、つまり臓器不足の解消が見込まれているだろう。というのも、（2）では移植のために本人の同意表示と遺族の同意という二つの要素がクリアされねばならないが、（1）では予め明確な意思表示をせずに脳死状態になった人は臓器提供に常に沈黙の同意をしているとみなされるので、あとは遺族の同意だけという形でハードルが下がるからである。

（1）は、外国の制度との比較において、臓器の所有のあり方の一貫性という点で優れている。ドイツやイギリスなど、本人の臓器提供の意思表示がある場合は遺族の意思にかかわらず本人の意思表示のみで臓器提供が可能であるが、本人の意思表示がない場合は遺族の反対のないことや同意が必要となる制度をとっている国は多い（二参照）。こうした国では臓器提供のためにクリアすべき要素がどちらの場合にも一つずつとなっている。臓器摘出のためのこのような条件はドナーの確保という点からすればなるほど合理的ではある。しかし一方の条件の場合には臓器の自己所有を志向するかのようなものでありながら、もう一方の条件の場合には家族との共有を思わせるような一貫性のないものになってしまっている。

そうであるにしても（1）は、臓器は家族との共有物という所有の形態と齟齬をきたさない形で臓器不足対策を狙っているといえるだろう。（2）と（3）についてはここで抜き出した分では、臓器不足に関してはあまり頓着していないようである。（2）は「格別に厳しい」とされている現行法とほぼ同じであるし、（3）の森岡案は、「いくら臓器不足であれ、たくさんの臓器がみすみす捨てられるのであれ、そういった理由でこの〔＝移植は本人の意思のみによるという〕原則を崩してはならない」[19]（〔　〕内は引用者）というように、臓器不足を枝葉の問題と見ているようである。

■改正案の評価

ここで、三までに問題にしてきた臓器の所有の観点から簡単に評価してみよう。

臓器は自分自身の所有物でなければならないと思う人は（3）の森岡案を選択するであろう。臓器の完全な自己所有を可能にする臓器提供の条件は、本人の承諾意思の表示のみとするか、他の条件をつけずに本人の反対意思の不在とするかである。森岡案は前者をとる。三ですでに見たとおり、完全な自己所有に関して前者の方が優れていると私は考える。また、臓器は家族との共有物であるべきと思う人は、（2）の斉藤案か金田案をとるだろう。現行制度の臓器提供の条件と同じ（2）は沈黙の同意を許さないもっとも厳格な共有である。現行制度、斉藤案、金田案、を調べてよく見比べるとよいだろう。臓器を家族との共有物と考えたうえで、ドナー不足は解消すべきだと思っている人は

（1）をとるだろう。臓器不足に重点を置くなら中山案である。反対意思表示方式は他の案よりも比較的ドナーを集めやすいからである。

他の論点を考慮に入れなければ、所有の安定という点で、現行の臓器移植法に近い斉藤案か金田案が、臓器の所有の仕方への影響が小さく混乱が少なくよいのではないだろうか。ただし、金田案は生体移植を臓器移植法へ取り込んでおり、斉藤案も臓器移植可能年齢を十二歳以上にして、さらに移植先の指定も可能にしようとするなど、それぞれに少なからぬ変更はあるだろう。実際の改正にあたっては、臓器の所有だけでないほかの観点でもどのような変化がありうるか考える必要があるだろう。

本章では、臓器移植の制度を、とくに臓器提供の意思表示に注目して扱った。意思表示方式の違いはその背後にある所有のあり方の違いを反映しているからである。その所有の形態の違いを示すために、**三**の三つの所有のあり方や**四**の改正案の検討はなされた。意思表示方式の変更をともなうようなかたちで臓器移植法を改正すれば、臓器の所有の形態が変わる。それまで自分の所有物と思われていたものが、これからみんなの共有物になるというほどの違いができるかもしれない。大なり小なり法律の改正というものはそのような変更を迫るものである。その変更が些細な変更なのか大きな変更なのか、その変化がどのような含意をもちうるのかをよく省みることが大事なのではないだろうか。

（1）「臓器の移植に関する法律」（平成九年七月十六日法律第百四号）。

（2）大村美由紀「脳死と臓器移植（死者からの臓器摘出）に関する世界各国の立法」『外国の立法』第三二巻第四・五・六号、一九九四年、九二－一四三頁。
（3）町野朔「臓器移植の法的事項に関する研究（1）――特に「小児臓器移植」に向けての法改正のあり方」、町野朔・長井圓・山本輝之編『臓器移植法改正の論点』信山社、二〇〇四年、三四頁。ただし、町野は臓器を物として扱わないが臓器移植を肯定する。
（4）粟屋剛『人体部品ビジネス――「臓器」商品化時代の現実』〈講談社選書メチエ〉講談社、一九九九年、一六五頁。
（5）メキシコの総合保健法（一九八三年）では「人は、自分自身の身体及びその身体の産物に関して、第一処分権者とみなされる」（大村、一九九四、一三二頁）とある。
（6）池田清彦『臓器移植　我、せずされず』〈小学館文庫〉小学館、二〇〇〇年、一四七－一四八頁。
（7）「「各人は自分の身体の所有者である」という「自己所有」の考え方」（三島淑臣「近代の哲学的所有理論――ロックとカントを中心に」、日本法哲学会編『現代所有論　法哲学年報一九九一』有斐閣、一九九二年、一四頁）。
（8）大村（一九九四）九八頁。
（9）森岡正博『増補決定版　脳死の人――生命学の視点から』法藏館、二〇〇〇年、二五七頁。
（10）澤田愛子『今問い直す脳死と臓器移植』第二版、東信堂、一九九九年、一〇一頁。
（11）「拒まない」は「承諾」と同等の内容をもつ。臓器移植法ではたしかに「拒まない」だが、運用指針ではその「拒まない」意思は「確認」され、臓器の移植については「承諾」されるものとなっている（「「臓器の移植に関する法律」の運用に関する指針（ガイドライン）」、第四の三）。

(12)　澤田、前掲書。
(13)　フィンランドがこれに該当する。大村（一九九四）一一六頁、澤田（一九九九）九八頁。
(14)　ルーマニアやチュニジアなど（大村（一九九四）一二三頁、一一〇頁）。
(15)　「さて、市民は、法によって危険に身をさらすことを求められたとき、その危険についてもはや云々することはできない。そして統治者が市民に向かって「お前の死ぬことが国家に役立つのだ」というとき、市民は死なねばならぬ。なぜなら、この条件によってのみ彼は今日まで安全に生きて来たのであり、また彼の生命はたんに自然の恵みだけではもはやなく、国家からの条件つきの贈物なのだから」（ジャン＝ジャック・ルソー、桑原武夫・前川貞次郎訳『社会契約論』〈岩波文庫〉岩波書店、一九五四年、五四頁）。
(16)　J・ハリス「臓器移植の必要性」エンゲルハート／ヨナス他著、加藤尚武・飯田亘之編『バイオエシックスの基礎――欧米の「生命倫理」論』東海大学出版会、一九八八年、一七〇－一七一頁。
(17)　ブルガリアは臓器摘出において本人と親族のいずれの意思も顧慮されないそうである。そうすると国のものか？　と尋ねたくなるが、実際どのように扱われているのだろう。
(18)　中山案、斉藤案、金田案はいずれも議案件名は「臓器の移植に関する法律の一部を改正する法律案」で、それぞれ第一六四回衆法第一四号、第一六四回衆法第一五号、第一六八回衆法第一八号。町野案は町野朔（二〇〇四）一八－三六頁から。森岡案は、森岡正博・杉本健郎（二〇〇一）「子どもの意思表示を前提とする臓器移植法改正案の提言」（http://www.lifestudies.org/jp/moriokasugimoto-an.htm）から。
(19)　森岡（二〇〇〇）二五七頁。

■推薦図書案内

池田清彦『臓器移植　我、せずされず』〈小学館文庫〉（小学館、二〇〇〇年）

著者は臓器移植制度に反対の立場に立っており、脳死、自己決定権、善行、先端医療などの臓器移植に関連する、刺激のある批判を加えている。文章も議論も明快で分かりやすくお勧めである。

澤田愛子『今問い直す脳死と臓器移植　第二版』（東信堂、一九九九年）

もう十年前の本になるが、脳死と臓器移植に関する基本的な知識が、問題ごとにきれいに分類・整理されている。とくに「臓器移植の現実的諸問題」の部分は筆者も大変参考になった。

中島みち『脳死と臓器移植法』〈文春新書〉（文藝春秋、二〇〇〇年）

本章では脳死は扱わなかったが、脳死は普通は臓器移植と一緒に語られるものである。臓器移植法がなぜ現行のような形でできあがったのか脳死問題を中心に書かれている。

第七章　脳死移植と自己の問題

中本幹生

❖概　要

自己とはなにかという視点から、大脳死と臓器移植の問題を考える。まず、大脳死説とその根底にある思想としてのパーソン論、さらにその源にあるロックの思想がいかなるものであるかを確認する(二)。このような、意識的主体のみを自己とし、その座としての大脳を重視する立場に対して、身体をも含めたトータルな自己という自己観の優位性が免疫学的な観点から示される(三)。さらに脳死と臓器移植の根底に共通してある人間機械論と近代科学の世界観を確認する(四)。最後に、思考実験を通して、意識的主体のみを自己とみなす立場を徹底すれば身体の消去をもたらしうる（その一つの極限形態はコンピューターにインプットされた意識という「私」のあり方である）ことをみる。この場合にはもはやどちらかの自己観の優位性は語りえず、意識的主体としての自己と、トータルな自己とのどちらのあり方をわれわれは最終的に欲するのかという、根源的な選択となるだろう（五）。

一　問題提起

人はいずれ死ぬ。それは私（そして今これを読んでいるあなた）もむろん例外ではない。ところで私が死んだとはどういう事態を指すのだろうか。さしあたり思い浮かぶのは、心臓が止まり息をせず、冷たくなって横たわっている「私」の姿であろう。しかし、たとえば自分を自分として考えることのできる意識が永久に失われるとどうだろうか。その時私は死んだとはいえないのだろうか。しかし、その時点で心臓も動き呼吸も行なわれているとすれば、私はなお生きているのではないか。それとも、この身体は私ではないのか。

また、私が臓器移植を受けたとしよう。その時、私は以前と同じ私なのだろうか。たとえば、「ドナーが移植された人の体のなかで生き続ける」と言われることがあるが、ではこの場合、レシピエントはいったいだれなのか（私なのか、ドナーであった彼・彼女なのか）。

これらの問いは、結局のところ次の問いに行き着く。――そもそもこの私（自己）とは何か？

脳死と臓器移植の問題は、このように自己についての重大な問題を提起しているように思われる。そこで本章では、とくにこの自己とはなにかという視点から、主に大脳死と臓器移植の問題について考えてみたい。

二　大脳死説の論理

■三徴候死と全脳死、および大脳死

従来の三徴候死（呼吸停止、心臓停止、瞳孔散大）に代わって脳の永久的な機能停止をもって人の死とするのが脳死の考え方である。しかし脳死と一口に言ってもさまざまな定義がある。基本的な生命活動の中枢である脳幹、小脳、そして理性や感情などの働きにかかわる大脳のすべての機能が不可逆的に停止した状態をもって人の死とする全脳死、大脳の機能のみが不可逆的に停止した状態である大脳死などである。脳死を人の死と定める場合、日本をはじめ多くの国で採用されているのは全脳死説であり、公的に大脳死をもって人の死としている国は今のところない。しかし、それでも大脳死説は少数派ながら根強いものがあるので、ここでは大脳死説を主題的に検討する。

ところで、全脳死状態では脳幹が機能していないので心肺機能は人工呼吸器によって維持される（それも多くの場合数日のうちに心停止に至るといわれる）が、大脳死状態ではこれと異なり、心肺は自発的に機能している。全脳死を認めるか否かについて日本ではかつて大きな議論が巻き起こったが、その問題は突き詰めれば従来の三徴候死と全脳死のあいだに存するギャップ――すなわち、後者では（機械の助けを借りているとはいえ）まだ心肺が機能しているというこの事実に起因しているといえよう。しかし大脳死状態では、このギャップの問題はよりいっそう深刻である。

■大脳死説とパーソン論

このように大脳死状態では明らかに身体はまだ生きているのだが、なぜ大脳死説の論者らはそれをもって人の死とみなすのだろうか。その主張の背景には、身体をそれだけでは生きるに値するものとみなさない論理、すなわちパーソン論と呼ばれる思想があるからである。パーソン論はマイケル・トゥーリーの論文「嬰児は人格を持つか」（一九七二年）を嚆矢とし、その後さまざまな研究者に影響を及ぼしている。ここではこの論文に基づいてパーソン論の主旨を確認しておこう。

トゥーリーの議論のポイントは、生物学的なヒトとしての「人間」(human being) と「人格」（すなわちパーソン person）とを区別し、後者にのみ生存権を認めたことにある。すなわち、生存する権利があるかどうかは「人格」であるかどうかにかかっているのである。では人格とはなにか。トゥーリーは、あるものが人格になる条件として次のような性質をもつことを主張する。「ある有機体は、諸経験とその他の心的状態の持続的主体としての自己の概念を持ち、自分自身がそのような持続的存在者であると信じているときに限り、生存する重大な権利を持つ」。このような「自己意識」をもつことが人格である（したがって生存権をもつ）ことの条件だとした場合、もし大脳が意識や精神の座であるとすれば、当然大脳死者は人格が死んでいることになり、生存権をもたないことになろう。たとえ人間の生物学的生命が存続していたとしても、彼はもはや非パーソンであり、死者とされうるわけである。

■ロックの同一性の議論

このトゥーリーのパーソン概念やそれと人間との区別はジョン・ロックの考えに基づいていると思われるので、それもここで一瞥しておこう。

ロックは同一性概念の多義性について考察するなかでこの区別を行なっている。まず物体の同一性について言えば、それは物体を形作っている原子が同じであることに基づく。原子の一つが取り去られるか足されるかすれば、もはや同じ物体ではない。これに対して生物の同一性は、同じ分子の塊という点には基づかない。苗木から大木に成長したオークは、いつも同じオークだからである。オークの同一性は、物質分子がオークの諸部分を構成するよう配置され、代謝をして木や葉などを継続し形成するようにそれら諸部分が組織されている、その組織の同一性に存する。動物の同一性も同様で、ちょうど時計という構造物が少しずつ補修され続けたとしても同じ時計であるように、物質の変動はその同一性を変更しない。

人間（man）の同一性も動植物の場合と同じである。しかしロックは、思考し知性をもつ人間は動植物と違い、このような身体の同一性とは異なる次元の同一性をもつと考える。これが人格（person）の同一性である。ここで人格とは「思考する知性的な存在者」であり、「自分自身を自分自身として考えることができ、異なる時間と場所にあっても同じ思考をするもの」である。こうしたことは思考にとって本質的な「意識」によってだけなされる。すなわち、人格の同一性は意識が同じであることに基づき、またこの意識が、自身を他者と区別される自己と呼ぶものにさせるのである。

このようにロックは「私（自己）」を「人間」にではなく「人格」にのみ当てはめた。もしそうであれば、パーソン論が論じているように、大脳の機能停止による意識の不可逆的喪失は、私の死を意味するだろう。

三　「脳の自己」と「身体の自己」

■「脳の自己」と「身体の自己」の相克

しかし「自己」ははたして人格やその同一性の根拠である意識にのみ限定されうるのだろうか。むしろ、私は同時に身体としても存在しているのではないだろうか。この点を、ここでは免疫学的観点から考えてみよう。

免疫学者の多田富雄は、受精後間もないニワトリとウズラの卵を使った次のような実験を紹介している。腕神経叢に相当する部分をウズラのものと入れ替えると、孵化した白いニワトリには、黒いウズラの羽根が生えている。このニワトリはしばらくは正常に成長するが、やがて羽根が麻痺してぶらさがり、死んでしまう。ニワトリの免疫系が、ウズラ由来の神経細胞を「非自己」の異物と認め、拒絶するからである。ところが、やがて胸腺（免疫の中枢臓器）になる部分も移植しておくと、拒絶反応は起こらない。つまり、ウズラの細胞を「自己」と認識するか「非自己」と認識するかは、この胸腺が決めているのである。

では、やがてウズラの脳になる部分をニワトリの卵に移植するとどうなるか。これによってウズラの脳をもったニワトリが作り出される。このニワトリは鳴き方や首の振り方など、ウズラと同様の行動様式をとる。が生後十数日で、やはりニワトリの免疫系によってウズラの脳が拒絶され死んでしまう。ここから見てとれることは、個体の行動様式、いわば精神的「自己」を支配している脳が、もうひとつの「自己」を規定している免疫系によって、いともやすやすと「非自己」として排除されてしまうということである。しかし脳は免疫系を拒絶できない。つまり、身体的に「自己」を規定しているのは免疫系であって、脳なのではない。

このようなことは異種間移植はもちろん同じ種に属する個体間（たとえば人間同士）にも当てはまる。免疫系は個体の微妙な差を見分け、「非自己」を識別し拒絶することで、個体の全一性を守ろうとするのである。

■脳と身体の統合体としての自己

このような（脳によってではなく）身体的に規定される「自己」という考え方は、ロック＝トゥーリーとは異なる自己についての見方を提示していると思われる。大脳死状態では身体はまだ明らかに生きている。つまり身体の「自己」はなお生きている。この身体は移植を拒絶するし、免疫反応を起こすこともできるからである（ちなみにこれは全脳死状態においてすらもそうである）。したがって、

「私」はまだ完全には死んでいない。このような観点からみれば、私の死は、脳の死だけでなく、心肺の停止とともに初めて十全に成立するのではないか。そしてこのような脳と身体との統合的な死の判定を行なう基準が、三徴候死なのであった。この場合は、全一性をもった個体としての自己が死んだと言えよう。しかるに、「私」を意識的主体にのみ限定するパーソン論の立場では、たとえ身体が生きていたとしても、それは「私の死」ということにとってはなんら問題ではない。ここでは身体としての自己は完全に無視されているからである。

これら二つの自己観のうちわれわれはどちらを選ぶべきなのか。ここで右に見てきた、脳は免疫を拒絶できないが、免疫系は脳を異物として拒絶するという非対称性（つまり「脳の自己」に対する「身体の自己」の優位性）をもう一度思い起こそう。そのかぎりでは、自己を人格のみならず身体をも含めたトータルな存在とみなす見方を選択するように、われわれはより促されているように思われる。身体と、大脳及びそれを座とする意識や精神とがどのように結びついているのかはさしあたり不明であるが、ともあれこの事実に基づくかぎり、私は意識としてばかりでなく同時に身体としても存在していることを、私の存在のあり方として受け入れるべきなのかもしれない。

四　臓器移植の論理

■人格の自己を維持するための臓器移植

自己への問いということに定位して、以上はドナー側の問題を見てきたが、次にレシピエント側の問題を見てみよう。それにより、脳死移植において人格と身体の関係がどのように考えられているか、より明確に捉えられるだろう。ここでもロックの「人格の同一性」と「人間の同一性」の区別を援用して考察を行なう。

物体の同一性とは異なり、たとえ分子は変動しても、組織の同一性が維持されれば人間の同一性は維持されるのであった（たとえば日々新陳代謝をしても、私は同じ私である）。しかし臓器移植の場合はどうだろうか。移植を受けた「私」は、以前とまったく同じ私といえるだろうか。ロックは動物の（したがって人間の）同一性を説明するに際して機械の修理との類似性を挙げていたが、これは有機体の同一性が分子レベルの変動に依存しないことの説明としては確かに妥当するだろう。

臓器移植の場合も、この機械の修理と同様に考えて、人間の同一性が維持されるとみなしうるだろうか。しかし先に見たように、移植された臓器に対してレシピエントの免疫はこれを非自己と認識し、排除しようとする。その意味では、移植を受けた「私」は身体的に同じ私とは言い難いように思える。すなわち、この場合身体としての自己の同一性は維持されていない。

このことは臓器移植を一つの臓器だけでなく、腎臓、次に肝臓、さらに心臓、という具合に次々と繰り返していった場合を想像すれば、より分かりやすい。こうして脳以外はすべて他者の身体から由来するものとなったとき、人間（身体）の同一性が保たれているとはいえないであろう。もっと早い話、脳そのものを別人の身体に移植する方法もありえよう。そのとき、他者の身体のなかで目覚めた「私」は、だれなのか。もとの私なのか、それともその身体でもって表わされる人物なのか。もし自己を人格のみに限定すれば、以前と同じ私とはいえるだろう。たとえ人間（身体）の同一性が崩れても、人格としての私の同一性が維持されれば、自己は自己であり続けるとパーソン論は考えるはずである。こうしてみると臓器移植とは、「人格の自己」を保持し続けるために、「身体の自己」を崩す行為であることになる。

■臓器移植の根底にある人間機械論および近代科学

人格としての自己の維持が目的ならば、他者の臓器ではなく人工臓器を用いてもよいだろう。人体内にさまざまな人工臓器が作動しているあり様は、人間と機械が融合したサイボーグである。これは文字通りの人間機械論であろう。しかし、しばしば指摘されるように、このように人体を機能単位に分析・細分化し、それぞれを機械的な部品とみなす見方の構図そのものは、たとえサイボーグのように文字通りの現われ方をしていなくとも、臓器移植の背景にもある考え方として共通であろう。臓器に問題があれば医術はその修復を行ない、不可能であれば取りかえるという発想は、明らかに壊れた部品の修理・交換という発想と同じである。しかしすでに見たように、「部品の交換」は実のところ「人間の同一性」を崩している可能性があるが、にもかかわらず、免疫抑制を行なうことで、とにもかくにもわれわれはその機械論的置換を可能にしている。科学の機械論的立場を貫徹させれば、人体を徹底的に機械として捉え、操作することも可能であろう。

このように近代医学が、善し悪しは別にしても、身体をモノ化する傾向にあることは否めないように思える。その場合身体は、人格としての私の生命を支え・存続させるための単なるメカニズム、手段ということになるだろう。患者をバラバラの臓器（＝部品）とみなすこの近代医学の見方のさらに根底にあるのは、つとに指摘されているように、分析的・機械論的・還元主義的世界観としての近代科学である。

結局、脳死と臓器移植（さらにサイボーグ治療、遺伝子操作による身体の改変などを含めて）に共通して根底にあるのは、次のような考え方であろう。①人格のみが自己であること、そして身体はその私にとっては外的なものであり、いわば物であること。②その自己の存続のために、近代科学とそれに基づく技術（ここでは近代医学）を用いること。これら①と②が合わさった結果として、③人格的自己による、科学技術を用いた、身体への操作・コントロールを行なうこと。

■トータルな一人の人間としての患者

これに対して、先に提示したトータルな自己観は、科学的な近代医術とはまた異なった患者に対する視点を与える。身体の同一性も自己の同一性として重視されることにより、身体は単なる機械的なパーツの集合ではなく、生きた有機的な連関性をもつ全一的なものとして捉えられることになろう。さらに、人格としての私もむろんそこに不可分離的にあるのであり、そこに、生き、病に苦しむ一人の人間が立ち現われることになる。これに対して、単なる部品の故障ではこの「苦しみ」は視野に入りにくい。なぜなら、苦しむのは臓器ではなくその人であり、全人的な現象だからである。このように、患者をバラバラの臓器としてみる（＝機械論的見方）のではなく、トータルな一人の人間（＝生き、苦しむ患者）としてみる視点の必要性は、つとに指摘されてきたことでもある。かくて、トータルな死としての自己の死をめぐるわれわれの考察は、モノではなく、生きる一人のトータルな人間存在への眼差しへと、われわれを導く。

五　意識的主体としての自己か、トータルな自己か

■代替可能論は大脳死説をも否定する

一般に、目的達成のための手段は短いほどよい（たとえば、目的地である駅に行くのに、徒歩よりは自転車の方がよく、自転車よりは自動車の方がよい。より時間短縮になり、手っ取り早く目的が達成されるから）。もっと欲を言えば、目的が達成されさえすれば、手段はなくてもよい（自宅の玄関を出ると目の前が駅、というのがもっとも理想的である）。――このことはまた、人格としての自己

の存続を目的とし、身体をその手段と捉えた場合にも同様に当てはまるだろうか。「人格＝自己」の立場が究極的に行き着く先を見届けてみよう。

人格の存続こそが唯一の目的ならば、むろんその手段は臓器移植でなくともよい。人工臓器などの機械に置き換える手段をとってもよいだろう。ところで脳死（全脳死にせよ大脳死にせよ）肯定派の論理として、しばしば臓器の「代替可能性」ということが言われる。たとえば従来の心臓死を否定して全脳死を擁護するために、将来もし人工心臓が開発された場合には死の徴候としての心停止という現象自体が生じなくなる、ゆえに代替不可能な脳の機能停止をもって人の死とすべきである、というふうに。

しかしこの論法は、実は全脳死説自身をも危機にさらしうる。というのも、脳幹機能についても、それを機械で代替することは想像可能だからである。事実、人工呼吸器をはじめ脳幹の死後にも身体機能を維持するさまざまな生命維持装置の発達は、機械が脳幹の機能を今や代替しつつあることを示しているのではないだろうか。こうしてみると、代替可能論は逆に全脳死説批判にもなりうる。実際、大脳死説を擁護する論者のなかには、脳幹も原理的に機械で代用可能だという仕方で全脳死説に対する批判を行なっている者もあるほどである。この場合大脳死説は、次のように主張することになるだろう。——身体や脳幹は代替しえても私のアイデンティティは保たれるが、大脳は代替不可能である。たとえば大脳を移植すれば、別の人格になってしまうからである、と。

ところが、私見によれば、実のところこの代替可能論は究極的には大脳死説をも否定しうる。意識や精神のみが自己とすれば、当然のことながら、器官としての大脳もそれ自体としては本質的ではない。人工大脳によって大脳機能を代替することも想像可能である。あるいは、私の記憶などをコンピュータに保存し、感覚入力となんらかの種類の出力を装備したものを考えることもできる。この場合、たとえ大脳は死んでも人格は死んでいないという事態がありえ、したがって「私」は死んでいないことになろう。

このように、身体から分離した人格や意識は、技術的な可能性はともかく、少なくとも原理的には想像可能である。そしてこの場合、コンピュータのデータが破壊されないかぎり、私は不死であろう。「人格＝自己」を存続させようとすることの究極的に行き着く先はこれであろう。

■「私」のかけがえのなさと、「私の生」のかけがえのなさ

このように、人格や意識以外は、大脳さえも、代替することが想像可能である。それに対し、人格の代替は想像不可能である。この意味で、つまり人格としての私は他のものと置き換えることのできないものとして、かけがえのないものであるといえるだろう。臓器移植に始まり、サイボーグ治療、遺伝子操作などの技術は、このかけがえのない意識的主体としての私を存続させることを目指しており、さらにその方向性としては、究極的にはこの私の永続性を志向しているように見える。

しかし他方で、こうして人格の永続性をはかることは（そしてまた実際に永続性を獲得することは）、別の意味でのかけがえのなさを失うことにはならないだろうか。それはすなわち、有限な私の

生における一日一日の、あるいはこの一瞬一瞬のかけがえのなさであり、また、そこで出会われるあらゆる一回きりの機会のもつかけがえのなさである。一言でいえば、有限な、一回きりのものとしての「私の生」のかけがえのなさである。

■「身体の自己」は「純粋な意識的主体の自己」を排除しえない

ところで先にわれわれは、免疫学的事実に基づいた、人格のみを自己とみなす立場に対する、トータルな自己観の優位性を語ったが、ことここに至って、もはやその優位性が主張しえないことをみる。というのも、ここでは「器官としての脳」がもはや問題ではないのだから、「身体の自己」による脳の排除は、「人格＝自己」の立場に対する批判としては、的外れになるからである。免疫は器官（その意味では身体の一部）としての脳に効くのであって、身体を完全に消去した純粋な意識的主体としての自己は、それとは別次元の問題である。つまり早い話、意識をインプットしたコンピュータに免疫は効かない。トータルな自己観の優位性は、「大脳が意識や精神の座である」という、大脳と意識的主体の自己とを不可分離的に連関させるテーゼを前提するかぎりでのみ、成立するということである。

しかしよく考えてみれば、パーソン論がそもそも狙っていたのは、このように生物学的な身体と人格を次元の異なる問題として捉えることではなかったのか。となると、「身体の自己」に基づく批判は、大脳死説に対してはともかく、その根底にある思想としてのパーソン論に対しては無力だということになるのかもしれない。それゆえ、本章の論点である「自己とは何か」という観点から言えることは、「身体の自己」（および、それを含めたトータルな自己）の優位性ではなく、「意識的主体の自己」と並んで「身体の自己」もまた一方では生きているという事実、そしてそれは自己のあり方の一つとして無視できるものではない、ということにすぎなくなる。つまり、トータルな自己観は、人格のみを自己とみなす自己観と並んで、さまざまな自己観についての単なる可能的な選択肢の一つにすぎなくなる。すなわちトータルな自己観は、（少なくとも本章においては）人格的な自己観に対してその優位性を論証したのでもなければ、明確な理論的根拠をもって自身の立場を確立したのでもない。

■パーソン論（トゥーリー）批判

では一方、人格のみを自己とみなす立場は、みずからの優位性を、もしくはみずからの立場の論理的な基礎づけを、実際行なっているのだろうか。人格としての自己のみが存続に値するものであることがもし客観的な真理として確立しているのであれば、われわれはトータルな自己観を選ぶ余地はなく、それを必然的に放棄しなければならないだろう。実際パーソン論は、意識的主体としての自己のみが生存権をもつことを論証するという形で、意識的主体としての自己の（身体に対する）優位性を論理的に証明しているように見える。少なくともパーソン論はそのような体裁をとっている。しかし、はたして本当にそうか。

このことを確認するために、トゥーリーの議論を再検討してみよう。先にみたように、トゥーリーは自己意識をもたないものに生存権はないと考えた。なぜなら、生存権をもつためには心的状態の主体として存在し続けたいという欲求をもつことができなければならず、そのためには自己意識をもつことができなければならないと考えたからである。しかしここでわれわれは、そもそも権利とは何かということに立ち返ってもう一度考えてみよう。権利とはその本質上、その相関概念（＝責務）を他者の側に生じさせるものである。それゆえ、権利概念は他者との関係のなかにおいてのみ語られうる。したがって、他者との関係性から切り離された個体の内在的性質（ここでは欲求能力や自己意識）にその根拠を求めようとすること自体に無理があるのではないか。すなわち、権利は定義的に、他者との関係性（すなわち制度）においてのみ語られうる。こうしてみると、逆に欲求能力や自己意識のない存在者にもわれわれは権利を認めることも可能であるように思える。つまり、そうした存在者に権利を認め、それに相関する責務を他者が負う、という制度を作ることは論理的には可能である。実際、今のところはわれわれは自己意識のない（パーソン論はそのように想定している）嬰児にも、生存権を認めているのである。

　では、パーソン論を提示した先の議論でトゥーリーはなにを行なったのだろうか。結局のところ彼は、欲求をもつもの――ひいては自己意識をもつもの――が権利をもつことを理論的に証明したわけではなく、そのような制度（ここでは、自己意識をもつ存在者のみが権利をもつという制度）を彼自身が選び取った、ということにすぎないのではないだろうか。そしてその選択は、最終的にはそれ以上さかのぼる根拠のない根源的選択であるように思われる。

■二つの選択肢

したがってこれら二つの自己観のうち、どちらも論理的に証明されたわけでもなければ、どちらかの優位性が示されたわけでもない。さしあたり以上の考察が達した結論は、どちらを生きた自己のあり方とみなすかは、われわれが根源的に選択する他はない、ということである。その二つの選択肢を、もう一度まとめると次のようになる。あなたは、どちらのあなた自身のあり方を欲するだろうか？

意識的主体のみを自己とみなすこと

この場合、意識的主体としての自己の同一性が保たれれば、身体（人間）の同一性の維持は重要ではない。これは臓器移植はもちろんサイボーグ治療、遺伝子操作による人体改造、人工大脳などへの道を開くだろう。それは意識的主体にとって身体は手段と化することを意味し、前者による後者の操作・コントロールというあり方を呈する。その際、意識的主体はできうるかぎりの自身の存在の継続を――おそらく究極的には永続性を目的とし、それを志向している。これは他のものと代替できない、かけがえのないものとしての「私」を永続化させることであるが、それと同時に、「私の生」のかけがえのなさを失うことになる。

トータルなものとして自己をみなすこと

これは、私が意識的に存在すると同時に身体的なあり方をしていることを、自己の存在様式として根源的に引き受けることである。(1)これは、意識的主体としての自己が望むにせよ望まないにせよ、己が身体において自《おの》ずから生起する生死を、自《みずか》らの生死として引き受けることを意味するだろう。それはまた、有限な一回きりのこの「私の生」のかけがえのなさを、私が生き、かつ死ぬことを意味する。

六　おわりに

脳死と臓器移植をめぐるわれわれの考察は、サイボーグ治療、遺伝子操作といった技術にも目を配りながら行なわれたが、その底に一貫しているのは、今や人間の同一性が揺さぶられつつあるという問題意識であった。しかしたとえ人間の同一性が崩れたとしても、さしあたり人格の同一性は保たれるという前提で考察を進めてきた。ところが、実のところサイボーグ治療や遺伝子操作は、使い方によってはこの人格の同一性さえも揺るがしかねない可能性があるので、最後にそれに一言しておく。

サイボーグ技術の場合、神経に繋いだ機械を脳の指令で動かすばかりでなく、逆に脳を機械で調整することも試みられており、たとえば鬱病や強迫神経症といった精神の病をもつ人の脳に機械で電気刺激をあたえ、異常を調整する臨床試験が始まっている。これは感情なども機械でコントロールできる可能性を示すものである。さらに、記憶の機能がかかわる脳の海馬と呼ばれる部分を人工的に作り出し、人間の脳に埋め込むことで脳の機能を新たに作り出そうとする試みも考えられている。このような脳の機能の変化は、人格すら変える可能性をひめている。また、人間の性格や感情にかかわる遺伝子が少しずつ明らかにされつつある今日の状況を見れば、遺伝子操作が人格を変える可能性があることも想像できる。

人格としての意識的主体が、このように身体ばかりでなく人格のあり方まで変えるとしたら、それはなにを意味しているのだろうか。人格が人格の同一性を破壊するとしたら、それは自己矛盾なのではないか。はたして（人格としての）私はそれを欲するのだろうか。もし人間の同一性ばかりでなく人格の同一性さえも維持しえないとすれば、私はいったいなにを最終的に欲しているというのだろうか。そもそも、その改変を望むこの「私」とはなにものか。――われわれは新たな問いの前に立たされている。

（1）　これは、さらに心身はどのように関係し合っているのか――たとえば両者は二つの実体でありつつ私において合一しているのか、それとも同一実体の二側面なのか、あるいは両者はそもそも一つなのか、など――というより根本的な問いへとわれわれを導く。もしかしたらその考察を通して、二つの自己観のうちどちらが自己の真のあり方であるのか（もしくはどちらも真ではないのか）が、決定されうるのかもしれない。

■ **推薦図書案内**

多田富雄『免疫の意味論』（青土社、一九九三年）

「自己」という観点から免疫の意味について考察したものであり、本章の論点である身体を含めたトータルな自己という観点は、この本から着想を得ている。本章第三節のウズラとニワトリの話は、同書の第一章を私なりに要約させて頂いたものである。

H・T・エンゲルハート／H・ヨナス他、加藤尚武・飯田亘之編『バイオエシックスの基礎』（東海大学出版会、一九八八年）

欧米の生命倫理学の重要な論文を集め翻訳したもの。本章で扱ったトゥーリーの論文も収められている（なお、本章で用いた論文の題名・引用文ともこの邦訳に基づいている）。

ジョン・ロック『人間知性論』〈岩波文庫〉（岩波書店、一九七四年）

本章で扱った同一性の多義性に関するロックの議論は、同書の第二巻第二十七章で行なわれている。詳しくはそちらを参照されたい。

第八章　倫理学からみたホスピスの理念の意義

――安楽死・尊厳死との対比を通じて――

林　大悟

❖概　要

本章[1]の目的は、安楽死・尊厳死の思想と対立するものとしてホスピスの理念を捉え、その意義を明らかにすることである。「自由」、「ＳＯＬとＱＯＬ」、「幸福」といった倫理学の観点に基づいて考察することで、ホスピスの理念のうちに、「自らの生き方を決める自由」のための援助を読みとり（三）、「生きるに値する命」としての人生の中身である「生活の質」の向上という思想を捉え（四）、そして「生そのものの肯定としての幸福」のための支援という目的を見出す（五）。「生を幸福に肯定的に生きるための支援」こそがホスピスという思想の核心であり、それは患者・家族・ホスピススタッフが生を共に肯定的に支え合って生きる社会の実現という射程をもつのである（六）。

一　はじめに

現代ホスピスの発祥として一九六七年にイギリスでセント・クリストファー・ホスピスが誕生して以降、施設としてのホスピスは広がりを見せ、日本でも徐々に普及しつつある。それにもかかわらず、ホスピスの思想そのものがもつ意味と射程までもが浸透しているとは言い難い。それは、ホスピスが安楽死や尊厳死との関係で論じられるときに顕著にあらわれる。

「ホスピスがあれば安楽死制度は必要ないのではないか?」とよく主張されるが、その場合ホスピスは安楽死とともに苦痛の除去手段という役割のもとでのみ理解されている。さらに、ホスピスは死ぬための場所と理解されることが多い(2)が、そのような誤解は安楽死・尊厳死との違いをますます曖昧にしてしまう。また、ホスピスが延命治療を行なわないことに注目することで、「ホスピスでの死は尊厳死ではないのか?」とも問われうるだろう。つまり、ホスピスが苦痛なく死ぬための場所としてのみ理解されることで思想の独自性が見失われると言えよう。しかし、そもそもホスピスは思想として安楽死・尊厳死と決定的に対立するのである。このことを確認するためにわれわれはホスピスの理念に立ち返らなければならない。

それゆえ、本章の目的はホスピスの現場での実践を記述したり評価したりすることではなく、あくまでも思想としてのホスピスの意味と射程を捉えることにある。「自由」、「ＳＯＬとＱＯＬ」、「幸福」、という倫理学の観点から考察することにより、苦痛の除去の役割を超えたホスピスの思想としての積極的な意義が浮かび上がるだろう。

二　安楽死・尊厳死・ホスピス

■安楽死、尊厳死

まずは、ホスピス、安楽死、尊厳死の思想をそれぞれ確認することから始めよう。

安楽死（積極的安楽死、自殺幇助）は一般に「致死薬を用いて患者を死なせて苦痛から解放すること」として定義される。これに対して、尊厳死（消極的安楽死）は「延命治療の停止によって患者を死に導くこと」を意味する。患者の尊厳を保ちつつ死に至るという尊厳死の理解もあるが、この意味では安楽死との区別が曖昧になるため本章はこの用法は用いず、あくまでも延命停止という死に至る手段としての観点からのみ定義することとする。また、本章では安楽死と尊厳死をともに、本人の意志に基づいて行なわれるものとしてのみ扱うこととする。

■ホスピス（緩和ケア）の理念

次にＷＨＯ（世界保健機関）の「緩和ケアの定義」（二〇〇二年）に定位して、「ホスピス＝緩和ケア」の理念を確認しよう。ホスピス（緩和ケア）の理念は以下のように語られる。

緩和ケアは、痛みや身体的問題、心理社会的問題、スピリチュアルな問題などの他の問題の早期発見や申し分のない評価や治療によって苦痛を予防し緩和することを通じて、生命を脅かす病にかかわる問題に直面している患者とその家族のＱＯＬを向上させるアプローチである。

緩和ケアは、

苦痛やその他の苦しめる症状からの緩和を提供する。

生命を肯定し、死を自然な過程とみなす。

死を早めたり引き延ばしたりするよう意図しない。……

死に至るまで患者ができるかぎり積極的に生きることを助ける支援体制を差し伸べる。

家族が患者の病気の期間中や彼等自身の患者との死別において対処することを助ける支援体制を差し伸べる。

指示されたときには、死別カウンセリングも含め、患者とその家族のニーズに応えるためにチームアプローチを用いる。……

病気の早い段階にも適用可能である。……(3)

■ホスピスの理念のポイント

ここからホスピス（緩和ケア）の理念のポイントを整理することができる。

①全人的苦痛の除去によるＱＯＬの向上

ホスピスケアは患者の「肉体的苦痛」だけではなく、不安、いらだち、孤独感などの「精神的苦痛」、仕事上の問題、経済的な問題、人間関係などの「社会的苦痛」、生きる意味、苦痛の意味への問い、死の恐怖などの「スピリチュアルな苦痛」からなる「全人的苦痛」の緩和に努め、それによって患者のクオリティー・オブ・ライフの向上を目指す。また、死別後の悲嘆ケアも含む家族のケアも目標として掲げられる。

②与えられた命をまっとうする

命を与えられたものとしてまっとうすることを重要視し、延命治療や人為的に死を引き起こす行為を否定するという考えがホスピスの理念の根底にある。ホスピスは「死を早めたり引き延ばしたりするよう意図しない」し、「生命を肯定し、死を自然な過程とみなす」。

③生を積極的に生きるための支援

ここで重要なのは、ホスピスケアが死の援助ではなく生の援助であること、施設としてのホスピスも死にゆく場所ではなく、残された生を生き抜く場所だということである。この点は常に指摘されるホスピスの核心でもある。[4] このことは、緩和ケアが「病気の早い段階にも適用可能である」とされること、実際にホスピス医も死期が近づくよりも早い段階からホスピスを訪れることを勧めることに見られるし、[5] ホスピスから退院するケースがあることからも理解できるだろう。

三　自由な生を目指すホスピス

■「死の自己決定」の意味

ホスピスの理念を安楽死・尊厳死との違いから明らかにするために「死」の意味を確認しておこう。「死」という概念は、「死そのもの」と「死にゆく過程」の両方の意味で使用されるが両者は異なる。われわれは人生の終わり際に死にゆく過程を経験し、そして死そのものに至る。われわれはみずからの死にゆく過程は経験するが、そのような生（経験）そのもの終わりであるみずからの死それ自体を経験できない。[6] それゆえ、本章では「死」という言葉を「死そのもの」を意味するものとして扱う。すると、「死にゆく過程」とはそもそも「死」ではなく、死に至る以前の「生」に属するものである。

また、「死をみずから決める自由」という意味で「死の自己決定」という言葉が用いられる。これは「いつ、どこで」死を迎えるかを決定することだと思うかもしれない。しかし、「どこで死ぬか」を決めることは、死ぬことそれ自体を決めているわけではなく、残された生をどこで過ごすかという生き方の選択に属する。これに対して、「死の自己決定」に本質的なのは、「いつ死ぬか」をみずから決めること、すなわち死ぬことそれ自体をみずから決定する自由である。

■死の決定と生き方の決定

「死の自己決定」に関してホスピスでの死と安楽死、尊厳死を対置することができる。安楽死は自然に訪れる死を待たず、致死薬によってみずから選んだときに死を迎える行為である。また、尊厳死も延命治療を停止することによって死を招く。つまり、安楽死・尊厳死の決定は「死の自己決定」である。

これに対してホスピスケアのうちで迎える死は、死ぬときをみずから決定したものではない。ホスピスは苦痛の除去を主眼に置いているが、その手段としての人為的な死を認めない。このことはWHOの「緩和ケアの定義」にも「死を早めたり……しない」と明記されている。確かに患者は緩和ケア病棟や在宅（在宅ホスピス）で死を迎えることは選択している。しかし、それは「いつ」死ぬかという「死の自己決定」ではなく、死に至るまでを「どこで」過ごすかという「生き方の自己決定」である。

つまり、ホスピスケアのうちでの死と安楽死・尊厳死とは、後者が死そのものを決定するのに対して、前者は生の内容のみを決定するという点において対立する。安楽死・尊厳死が「死を自己決定する自由」の思想であるのに対して、ホスピスの理念が目指すのは「生き方を自己決定する自由」である。

ここから、尊厳死とホスピスの対立点も理解することができる。たしかにホスピスも尊厳死も延命治療を行なわないという点では一致しているが、両者はその意味が決定的に異なる。

　尊厳死はあくまでも死に方に関する思想であり、尊厳死における延命治療の停止の目的は「死」である。それに対してホスピスは、生き方の自由を支援する思想である。ホスピスも延命治療を行なわないが、それは死を招くためではなく、不自由で苦痛な延命治療から患者を解放することによって、患者にその人らしい生き方の自由を実現させるためである。延命治療の停止によって、尊厳死が人間らしく死ぬことを目指すのに対して、ホスピスは人間らしく生きる自由を目指すのである。この意味で、ホスピスでの死は尊厳死と区別されなければならないのである。

■患者の自由を目指すケア

「生き方を自己決定する自由」には生きる場所の選択だけでなく、生き方の中身を選択する自由ももちろん含まれる。ホスピスの理念は、「患者……のニーズに応えるためにチームアプローチを用いる」と語る。これは、患者自ら残された生をコーディネートする自律としての自由の実現を支援するものである。ホスピスの理念のもとで、患者は残された人生をいかに過ごすかという生の中身を設計し、それを実現するよう援助される。

　現実のホスピス病棟を見ても、一般病棟に比べて自由度が高く、一般に外出、外泊は自由であり、門限、面会時間も決まっておらず、嗜好品の持ち込みが許されているところも多い。このような実践も、他者に管理される生活でなく、みずから残された生を自律的に生きる自由を目指すホスピスの理念の現われとして捉えることができる。

また、末期患者が残された人生をみずから設計する余裕は、なによりも激しい肉体的苦痛が除去されなければもてないだろう。ホスピスにおける苦痛の除去は理性的で長期的な生き方の選択を可能にするためのものとして捉え返されるだろう。ホスピスの理念は、苦痛の緩和を通じて、患者の生き方を自己決定する自由、すなわち「①全人的苦痛の除去による自由な生としてのＱＯＬの向上」を目指すのである。

四　命の尊厳・生活の質・命の質

■命の尊厳としてのＳＯＬ

ＷＨＯのホスピスの定義にＱＯＬすなわちクオリティー・オブ・ライフ（quality of life）という言葉が登場するが、この概念はホスピスだけでなく、安楽死・尊厳死をも特徴付けるものとして用いられる。それぞれを特徴付ける「命の質」−「生活の質」というＱＯＬの意味の違いによって、安楽死・尊厳死とホスピスは対立する。

ＱＯＬに対立する思想としてＳＯＬが対置される。ＳＯＬとはサンクティティー・オブ・ライフ（sanctity of life）の略であり、「命の神聖性・尊厳」を意味する。これは、「人の命はそれ自体で尊く、なにものにも代えがたい」という思想である。一般病棟における従来の治療はこのＳＯＬの思想に支えられている。一般病棟では、たとえば癌患者には手術や放射線治療、抗癌剤治療を行ない、果ては人工呼吸器などの生命維持装置による延命治療も行なう。ＳＯＬの思想は、生命の長さ（量）を極限まで延ばすことに帰着するからである。

■ＱＯＬの二つの意味

このようなＳＯＬに、ＱＯＬという思想が対置されるが、この思想は「命の質」と「生活の質」のどちらの意味で語られるかによって思想の内容もまったく異なる。

「命の質」としてのＱＯＬは、命そのものに「生きるに値する命／生きるに値しない命」という二つの質があるという思想である。いかなる命もそれ自体で価値がある（命の量）と考えるＳＯＬの思想に対して、「生きるに値しない命」という質としてのＱＯＬの観点が対置される。

これに対して、「生活の質」としてのＱＯＬは、われわれの生の中身の質に関する思想である。たとえば、積極的な治療や延命治療が患者にとって不快で満足度の低い生活を強いるものと考えられる場合、質の低い「望ましくない生活」を送っていることになる。ＳＯＬに支えられた積極的な治療や延命治療に固執するのではなく、患者にとって「より望ましい生活」を実現すべきだとする考えを背景に「生活の質」としてのＱＯＬは語られる。

「命の質」としてのＱＯＬと「生活の質」としてのＱＯＬには決定的に異なる点がある。それは、前者が命そのものの質に関するものであるのに対して、後者は生きるに値しない命（命そのものの質）という考えは前提しないという点である。なぜなら、「生活」の質が高いか低いかは、あくまでもわれわれの命があることを前提にした問いだからである。命そのものの質に関する「命の質」と、命を前提したうえでの生の中身の質に関する「生活の質」とは思想の次元が異なるのであり、両者を混同してはならないのである。

■ＱＯＬをめぐる差異

ＱＯＬの二つの意味の違いが、ホスピスと安楽死・尊厳死との違いに対応する。安楽死・尊厳死の思想にかかわるＱＯＬは「命の質」である。たとえば、末期患者が「これ以上生き続けてもなんの意味もない。安楽死（尊厳死）したい」と考えるとき、みずからの命を「生きるに値しない命」という命そのものの質の観点から見ているからである。

これに対して、ホスピスの理念が意味するＱＯＬは「生活の質」である。なぜなら、ホスピスの理念は「②与えられた命をまっとうする」という思想も同時にもち、「命の質」としてのＱＯＬが含意する「生きるに値しない命」という考えを完全に拒否するからである。ホスピスケアが患者の全人的苦痛の除去を目指すのは、それによって患者にできるかぎり望ましい生活、すなわちより高い質の生活を送れるよう支援するためである。ホスピスの理念はいかなる命も生きる価値があるとみなし、そのうえでできるかぎり患者にとってより望ましい生活の実現を目指す。

安楽死・尊厳死が「命の質」としてのＱＯＬの思想を背後にもつのに対して、ホスピスの理念はこの観点を拒否し、生きるに値する命の「生活の質」（ＱＯＬ）の向上を目指すという点で対立するのである。

■ホスピスケアによる生活の質の向上とＳＯＬ

また、延命治療につながるＳＯＬの思想とホスピスの理念はともに、「命の質」は認めないという点、すなわち「生きるに値しない命は存在しない」という前提をもっている。にもかかわらず延命治療を含む積極的な治療を行なうか否かという点では決定的に異なる。「生きるに値しない命は存在しない」という前提は、ＳＯＬもホスピスの理念が掲げるＱＯＬも共有している。しかし、ホスピスの理念は、一般病棟の治療が生活の満足度を下げるならば、命の長さ（量）のみに執着せず、その命の中身である生活の質を重視する。

命の中身を問わず量のみを追求するＳＯＬに対して、ホスピスはその命の中身（生活）の質を重視するという点で異なる。本章三と合わせて理解すると、ホスピスの理念が意味するのは、「①全人的苦痛の除去による自由な生としての生活の質の向上」である。

五　幸福な生の支援としてのホスピス

■生きる意味の重要性

ホスピスケアによって患者が「②与えられた命をまっとうする」ために決定的なのは「生きる意味」である。全人的苦痛としてさまざまな苦痛が挙げられるが、そのなかでも「生きる意味」に関する問題、すなわち生きる意味を見出せるか否かは他の苦痛とは次元が異なる。

たとえば、疼痛《とうつう》緩和技術が進歩した現在でも、どうしても除去できない肉体的苦痛をきっかけに死が望まれるかもしれない。しかし、この場合われわれが死を望む決定的な理由は、肉体的苦痛という直接的な苦痛にではなく、むしろそのような人生を無意味とみなすという理性的で反省的な苦悩にある。われわれはたとえ肉体的苦痛があってもそれに耐えることに意味を見出すことができれば死を望まないだろうし、肉体的苦痛がまったくなくても生きる意味を見出せなければ死を望むだろう(7)。また、患者は肉体的苦痛のみならず、不安、孤独感、経済的な問題や人間関係の問題などさまざまな苦痛にも苛まれる。しかし、ここでもそのような苦痛のある人生を無意味であると認識するか否かがポイントである。それらの苦痛が除去できないとしても、それに耐えることの意味を見出した者、そのような生を生きる意味を見出した者は決して死を望まないはずである。

それゆえホスピスケアにとってもっとも重要なのは、「生きる意味」に関する苦悩を除去することである。理性的な人間としてのわれわれを生につなぎとめるか否かの鍵は、苦痛が消えるか否かだけでなく、むしろ苦痛に耐えることの意味、みずからの人生に生きる意味を見出すか否かにあるのである(8)。

■生そのものの肯定としての幸福

生きる意味は「幸福」と深くかかわっている。幸福はさまざまに語られうるが、ここで問題になるのは「欲求の満足としての幸福」ではなく、「生そのものの肯定としての幸福」である。たしかに、個々の欲求が満たされるときの満足感（「欲求の満足としての幸福」）を得ることによって、みずからの生に生きる意味を見出し、生きることを望むことはある。しかし、この観点では同時にみずからの欲求が満たされなければそのような生を無意味と考え、死を望むことにもつながるだろう。

それに対して、個々の欲求が仮に満たされず苦痛があったとしても、われわれがそのようなみずからの生全体に満足を感じることを想像できる。「つらいこともあるけどトータルでは望ましい人生だ」という言葉はまさにこのような満足の表現として理解できるだろう。これは個々の欲求が満たされるわけではないので、「欲求の満足としての幸福」とは別次元の満足である。苦痛があり、個々の欲求が満たされないにもかかわらず生全体に満足する者は、みずからの生そのものに意味を見出している者、みずからの生そのものを肯定する者といえよう。だとすると、みずからの生全体に満足し生を有意味なものとして肯定する者は、「生そのものの肯定としての幸福」のうちにある者と呼ぶことができるだろう。それに対して、みずからの生を無意味と考えみずからの生を否定する者は、不幸な生を生きる者である。

終末期の患者にとっては、前述のように、欲求が満たされずさまざまな苦痛が残りうる。その場合「欲求の満足としての幸福」という観点だけからでは生きる意味が見出されず、死を欲することにつながるだろう。生そのものに意味を見出し、「生そのものの肯定としての幸福」のうちにある者だけが、「②与えられた命をまっとうする」ことを意志することができるのである。

■幸福な生を支援するホスピス

この「幸福」概念に即して、ホスピスの理念が目指す生と安楽死・尊厳死を望むものにとっての生の違いを確認することができる。

安楽死や尊厳死が希望されるポイントは、みずからの生が苦痛に満ちた意味のないものと見なされることにある。安楽死によって生きることを拒否することは、みずからの生そのものを否定することである。生そのものの肯定が幸福であるならば、生を無意味と考え安楽死や尊厳死を望む者は、みずからの生そのものを否定する者、不幸な生を生きる者である。

これに対して、ホスピスケアの本質は、生の意味に関する苦悩の緩和、すなわち患者が生きる意味を見出し、みずからの生そのものに満足するための援助にある。[9] ホスピスの理念に掲げられる「③生を積極的に生きるための支援」は「③生を幸福に肯定的に生きるための支援」としてより明確に捉えられる。それは与えられたものとしての生そのものを肯定する患者の幸福の支援である。たしかに、終末期患者が実際にこのような境地に立つことは非常に困難ではある。しかし、さまざまな苦痛が残るにもかかわらず、ホスピスケアによって死を望まず生き続け、「苦しいこともあるけど、全体としていい人生を送っている」と考える患者も存在する。そのような患者はみずからの生に意味を見出し、生そのものの肯定としての幸福な生を生きるといえよう。

無意味なものとしてみずからの生を否定し、そのような生を終わらせる手段である安楽死や尊厳死は、不幸な生というありかたを認めるものである。「生そのものの肯定としての幸福」という観点からみると、ホスピスの理念が目指す患者の生と安楽死を望む者の生は、「幸福な生/不幸な生」として対比される。ホスピスの理念は、「③生を幸福に肯定的に生きるための支援」として、生そのものを有意義なものとして肯定する幸福な生の実現を支援するのである。

六　おわりに

本章は、患者の生に対してホスピスの理念がもつ意味を明らかにした。しかし、この理念は患者に対してだけでなく、チームアプローチとして患者のケアに取り組む家族や医療従事者、臨床心理士、ボランティアなどのホスピススタッフに対するケアという射程をももつだろう。

遺族にとって患者との死別がもたらす悲しみは計り知れないものであるし、ホスピススタッフにとってもストレスやバーン・アウト（燃えつき症候群）を引き起こす辛いものである。緩和ケアの理念にもあるように、ホスピスケアはこのような苦痛に対して、死別カウンセリングなどによる患者の家族に対する直接のケアも目標とする。

しかし、ここでホスピスにおける患者の生き方そのものが与える意味にも注目することができる。

患者自身が意味のない不幸な生ではなく幸福な生を生きたことは、遺族やホスピススタッフから見ても「よい人生だった」と振り返られるだろう。(10) さらに、幸福な生を生きるための支援を行なうことができたという点で、遺族やホスピススタッフ自身も患者に対して行なったみずからの行為を「これでよかった」と肯定的に見ることにつながるだろう。(11) 患者の生き方それ自体が、家族・ホスピススタッフのケアという役割をもつはずである。

ホスピスの理念のもとでのこのような患者・家族・ホスピススタッフ相互のあり方は「共に支え合う生」として捉えることができる。(12) 排泄の世話など、他者に依存して生きることに対する屈辱感などがしばしば安楽死を望む理由とされるが、これは他者の支えを拒否し私だけの命をみずからの決断で閉じる生き方、個人主義的な生と言えるだろう。

これに対して、ホスピスケアにより患者が家族やスタッフの支えを受けて生き、しかもそのような生が家族・スタッフにとってもみずからの行為（生）を肯定することにつながるのなら、患者自身も家族やホスピススタッフの生を支えていることを意味する。ホスピスの理念のもとに生きる者は、安楽死の思想が前提する個人主義的な個人ではなく、互いに支え合いともに肯定的に生きる個人として特徴づけられるだろう。

ホスピスケアの役割は単なる苦痛の緩和ではなく、ホスピスは「死ぬための場所」でもない。ホスピスの理念のもとで、患者は「①全人的苦痛の除去による自由な生としての生活の質の向上」が可能となるような支援、とりわけ「③生を幸福に肯定的に生きるための支援」によって「②与えられた命をまっとうする」ことを意志できるよう援助され、また家族やホスピススタッフもそのような患者の生き方によって支えられるだろう。ホスピスの理念の究極的な意義は、生をともに肯定的に支え合って生きる社会を目指すことにあるのである。

（1）本章は、第20回日本生命倫理学会年次大会（於九州大学）シンポジウム「よく死ぬことについて――終末期医療における倫理的課題」における発表「ホスピスの倫理的意義――安楽死との対比を通じて」をもとに発展させたものである。

（2）二〇〇一年の「ホスピスのイメージ」に関する調査では、「死を待つ場所」というイメージに過半数の五九・七パーセントが肯定している。（小谷みどり、ライフデザイン研究所、二〇〇二「ホスピスの現場――在宅ホスピスの可能性」（「LDI Report」通巻一三六号）八一－八四頁）。

（3）「日本ホスピス緩和ケア協会」ホームページ（http://www.hpcj.org/what/definition.html）より。本章での引用は英語の原文を一部抜粋し拙訳したものである。

（4）「ホスピスは「死を待つ所」と思っていたら、誰もなるべく行きたくないと思ってしまうのは当然です。そうではなく、ホスピスは最期の時まで精一杯生き抜く所、そして医療スタッフがそれを援助する所と考えてください」（佐藤健『緩和ケアでがんと共に生きる――ホスピスは「もう一つのあなたの家」』新潮社、二〇〇八年、一二三頁）。同様の見解を示すものとして、生井久美子『ホスピス・「安楽死」・在宅死――人間らしい死をもとめて』岩波書店、一九九九年、二頁、三九頁。小原信『ビューティフル・デス――有終の倫理学』中央公論社、一九九四年、三五一頁。細井順『こんなに身近なホスピス』風媒社、

二〇〇三年、三六頁、三九頁、二〇一頁を参照。

（5）「やりたいことを全部やり終えてから、楽に死なせてもらうためにホスピスに世話になると考えている人もいるかもしれない。それでも来ないよりはいいが、できたらホスピスという言葉が頭をよぎったときに、ホスピスを訪ねてほしい。早ければ早いほど、その後の人生の選択の幅が広がる」（細井順『こんなに身近なホスピス』、風媒社、二〇〇三年、三九頁）。同様の見解を示すものとして、佐藤健『緩和ケアでがんと共に生きる――ホスピスは「もう一つのあなたの家」』新潮社、二〇〇八年、二三－三四頁を参照。

（6）エピクロス、出隆・岩崎允胤訳『エピクロス――教説と手紙』岩波文庫、一九五九年、六七－六八頁参照。

（7）この典型として、たとえばアルツハイマー病患者が安楽死を希望することなどが挙げられる。

（8）このことは、たとえばニーチェの思想にも表現されている。「だが、苦悩そのものが人間の問題だったのではなく、「何のために苦悩するのか？」という問いの叫びに対する答えが欠けていることこそが問題であった。……これまで人類の頭上に広がってきた呪いは、苦悩の無意味ということであって、苦悩そのものではなかった」（ニーチェ、信太正三訳『善悪の彼岸／道徳の系譜』ちくま学芸文庫、一九九三年、五八三頁）。

（9）「ホスピスで患者さんを診ていて思うのは、穏やかに最後を過ごすためには、満足感が必要なのだということである。人生の満足感である」（細井順『こんなに身近なホスピス』風媒社、二〇〇三年、一四五頁）。

（10）「ホスピスで仕事をしていることの素晴らしさは、彼も含めて真に生きようとしている人たちに出会えることであり、また彼らは確実に世を去って行くが、残される我々に生きることの意味や喜びや希望を（もちろん苦悩も含めてであるが）見せていってくれることでもあると言える」（山崎章郎『僕のホスピス1200日――自分らしく生きるということ』海竜社、一九九五年、六八頁）。

(11)「患者の望んだ最期に添えるよう努力することによって、遺された者の心が少しでも癒されるのではないかと思います。夫の終末期にホスピス・ケアが受けられたことによって、弱い私が少し強くなってこれからを生きていけるのではないかと感謝しております」（早川和子「ホスピス的ケアを受けながら夫を看取った体験」（A・デーケン、飯塚眞之編『日本のホスピスと終末期医療』）春秋社、一九九一年、二九七頁）。

(12)　佐藤健『緩和ケアでがんと共に生きる　ホスピスは「もう一つのあなたの家」』新潮社、二〇〇八年、三三―三四頁。澤田愛子『末期医療からみたいのち――死と希望の人間学』朱鷺書房、一九九六年、一七二頁参照。

■推薦図書案内

A・デーケン　飯塚眞之編『日本のホスピスと終末期医療』（春秋社、一九九一年）

ホスピスをテーマにさまざまな角度から論じた論文集。さまざまなホスピススタッフの役割や、患者を看取った遺族の報告なども掲載されており、ホスピスを知るための入門書としては最適である。

波多江伸子『さよならを言うための時間――みんなで支えた彼の「選択」』（木星舎、二〇〇七年）

ホスピスですごしたがん患者と著者との一年五か月を綴った本。患者の自律としての自由を実現するホスピス像を垣間見ることができる。

佐藤健『緩和ケアでがんと共に生きる――ホスピスは「もう一つのあなたの家」』（新潮社、二〇〇八年）
ホスピス医である著者が、臨床報告を交えつつホスピスの意義についての見解を提示する意欲的な著書である。将来死を迎えるわれわれの生き方についても考えさせてくれる。

細井順『こんなに身近なホスピス』（風媒社、二〇〇三年）
ホスピス医である著者が、臨床報告をもとに人として互いに支え合い生き抜く場としてのホスピス像を提示してくれる。生きる意味の重要性が実体験をもとにリアルに描き出されている。

第九章　終末期における死の自己決定権の擁護

――「幸福な生の完成」という観点から――

新名隆志

❖概　要

本章の目的は、終末期患者の死の自己決定権を、「幸福な生の完成」を実現するための手段として一定の条件下で擁護することである。死の自己決定権については、批判的な論説が多い。これらの批判のほとんどは、死の自己決定権の問題を命の所有権の問題に還元するという共通の図式をもっている。[1]

そこでまずこの図式と批判の要点をまとめる（二）。次に「生の完成としての死」という観点から、従来の批判図式を回避しつつ死の自己決定権を擁護しうる考え方を提示する。この観点において、死の自己決定は生き方の問題の一部として捉えられる（三）。最後に、「幸福な死」の観点から、不幸な生の完成（自殺、「安楽死」）と真に幸福な生の完成の差異を明らかにし、後者を実現するための一手

段として死の自己決定権を擁護することを試みる（四）。

一　はじめに

本章では、いわゆる「積極的安楽死（自殺幇助型を含む）」制度の限定的な擁護を試みたい。はじめに言葉の問題について述べておかねばならない。「安楽死」という言葉は一般に「苦しみから解放するため」という目的によって定義される。つまり「安楽死」をもっとも素朴に簡潔に定義するなら、「人を苦しみから解放するために死に至らしめること、またその死のこと」となるだろう。

本章で擁護したいのはこの意味での安楽死の制度化ではない。三で述べるように、私はこの「苦しみから解放するため」の安楽死制度化には否定的である。しかし、終末期の患者が医療の援助を得て自分の意志に基づき自分の決めたときに死ぬ権利を、「苦しみからの解放」ではなく「幸福な生の完成」という目的において肯定したい。

この権利を限定的な「死の自己決定権」と呼んでいいだろう。「死の自己決定権」とは、すなわち「自分の意志によって死ぬときを決めて死ぬ権利」、いわば自殺する権利である。ただしここでは他者の力で生命を終わらせてもらうことも含むと考えねばならない。積極的安楽死という問題はしばしばこの「死の自己決定権」をめぐって論じられてきたが、筆者の知るかぎり、ほとんどの論者はこの権利を正当化しがたいものとして批判してきた。本章は、この「死の自己決定権」を一定の条件下で終末期に認めることを正当化したいのである。

二　死の自己決定権反対論

■命の所有権批判としての反対論

まず、死の自己決定権反対論の要点を確認しよう。死の自己決定権は正当化できないとする批判のほとんどが、ある共通の図式をもっていると思われる。それは、死の自己決定権の問題を「命の所有権が認められるか」という問題に還元するということである。

「私の命なのだから、どうしようと私の自由ではないか」。死の自己決定権の主張がもしこのようなものであるならば、そこには確かに「命の所有権」の論理が見出せる。右の主張は、「私」が「私の命」に対して全面的な支配権をもち、それを自由に処分してよいという主張、つまり私の命の処分権をもつという主張である。法学的な細かい議論を抜きにすれば、概念的に処分権は所有権とほぼ同じことを意味する。少なくとも、一般に私が自由に処分してよいものは、私の所有物のみである。したがって、右の主張は私が私の命の所有権をもつという主張として理解できるのである。

このように、死の自己決定権反対論は、死の自己決定権肯定論を「私が私の命の所有権＝処分権をもつ」という主張として捉える。そしてこの主張を批判することをもって、死の自己決定権批判に代えるのである。この批判の内実は論者によってさまざまであるが、その基本的な論点に関して大きく二つのタイプに分けられると思われる。それは「自分の命のありかたからの批判」と、「所有概念からの形式的批判」である。以下では、この分類に即して命の所有権批判の要点を簡単にまとめてみたい。

■自分の命のありかたからの批判

このタイプの批判は、自分の命が決して自分自身のみの力で存在しておらず、自分を超えた力に依存しているという点を指摘する。それによって、自分の命をあたかも自分だけのもののように自由に処分するのは正当でないと批判するのである。

このタイプは、自分の命が依存する「自分を超えたもの」をどのようなものとみなすかによって、さらに二つのパターンに分けられる。一つはそれを神、あるいは神のごとき人間を超えた力とするパターンである。カトリックはその典型と言えるだろう。その教義によれば、人間の命は神が授けたものであり、われわれは命の管理者であっても所有者でない。したがって、自分の命を意のままにする自殺は禁じられる(2)。

たとえ特定の宗教を持ち出さなくとも、なにか人間の力を超えたもの——それが「神」でも「自然」でも差し当たりかまわないが——そうしたものに人間の命が依存しているという主張は、確かに一定の説得力をもつように思える。なぜなら、われわれはみずからの力でこの世に存在し始めたのではなく、みずから「生きる」以前に間違いなく私の力を超えたものによって「生かされている」という側面があると思えるからである。

さて、もう一つのパターンは、自分の命を支える「自分を超えたもの」を「神」のごとき人間を超えた存在ではなく、自分以外の人間たちや人間社会・共同体に見るものである。[3] このような見方は、専門的な倫理学的考察を参照せずとも、通俗的な人間観や人生観に見出せるだろう。たとえば、われわれは「人は一人では生きていけない」や「多くの人の助けや支えがあって初めて自分が存在している」というような言葉をしばしば実感をもって語る。

「自分の命は自分の所有物だ」という主張に直観的に反対する人のなかには、まずこのような言葉で自分の抵抗感を表現する人も多いのではないか。その場合、やはり他の人びとや社会という自分を超えた力が自分の命を支えているという感覚が、自分の命を意のままにすることへの抵抗感を生み出しているのであろう。

■所有概念からの形式的批判

命の所有権批判のもう一つのタイプは、所有概念からの形式的批判である。このタイプも具体的にはいくつかのパターンに分けられるだろうが、典型的なものを簡単にまとめておこう。

ある批判は、所有概念がもつ「譲渡可能性」に注目する。一般に所有物はもとの所有者から切り離されて別の人に移転することができる。つまり「譲渡」できる。しかし自分の命を全体として別のだれかに譲渡することなどできないし、譲渡されてだれかが二つの命をもつということはありえない。

それゆえ、命を所有できるという考え方は成り立ちえない。このような批判がある[4]。

これとはやや異なる論点から、次のような批判もある。一般に所有は所有する主体と所有される客体からなり、前者が後者を自由に支配することにおいて成り立つ。しかし命を処分することは、主体自身の消失を意味するにすぎず、主体である所有者が客体としての所有物を処理することではない。それゆえ命を所有物として処分するという考え方は成り立ちえない[5]。

これらの批判はそれぞれ議論の余地があるだろう。しかしその検討がここでの主題ではない。命の所有という考え方は所有権概念からうまく説明できない可能性がある、少なくとも命は他の所有物一般と同じようには考えにくい、このことが認められるならば十分である。

以上、命の所有権批判を主要な二つのタイプに即してまとめた。私は基本的にこれら命の所有権批判を否定はしない。個々の批判に議論の余地があるとしても、全体として命の所有権という考え方が説得力をもちにくいということは、確かだと思われる。しかし私は、命の所有権とまったく異なる観点から死の自己決定権を擁護しうる思想があると考えている。その観点とは、「生の完成としての死」である。

三　生の完成としての死

■私にとって私の死とは何か

本章二で見たように、死の自己決定権反対論は総じてこの権利を命の所有権に還元し、それを批判する。しかし、死の自己決定権は「必ず」命の所有権の問題として論じられねばならないのか。私は以前からこのような死の自己決定権批判の図式に違和感を抱いてきた。はたして本当に、私が私の生を終わらせることは、私の命の自由な処分としてしか考えられないのか。

あらためて、私にとって私の死とはなんであるかというところから考えてみよう。「死」は確かに「生」の対義語であるが、「生」と対立して存在するなにか実在的なものではない。死とは生が失われること、存在していたある生が不在となることであり、基本的に消極的な概念である。もっとも、私の死ではなく、だれかの死、たとえば自分の家族の死であれば、私はその家族の不在をリアルに経験することができるであろう。その意味で私は他者の死を「経験する」と言えるかもしれない。しかし私は私の死を経験できない。それゆえ私の死は私にとってなにものでもなく、まさに私の生の終わりを意味する。

私の「死」が私の「生の終わり」であるという認識は、死を生の対立物としてではなく、生そのものの問題として捉えることを可能にしてくれる。われわれの人生行路を表現する簡単な図を想像してみよう。まず誕生を表わす点があり、人生をそこから右方向にまっすぐ伸びていく直線として表わそう。この直線はいわばわれわれが歩む人生の道である。生きている者は、右端がまだ閉じておらず続いていくこの道を進行中ということになる。この図において、死はこの直線（道）を閉じさせる右端の点を打つことによって示されるだろう。かくして、死はまさに生という線分の終わりとして表現される。この簡単な図に、「生の終わり」としての死の重要な意味を見出せるように思われる。

この図において右に伸びる直線を線分として完成させるのは、まさに右端の点である。この点が定まることにおいて、線分は初めて全体として描かれうる。すなわち死（＝右端の点）は生（＝線分）の完成を意味するのである。

■「いかに生きるか」の問題としての「いかに死ぬか」

「生の完成としての死」という観点は、死を、生と対立するなにかではなく、生自体の問題として捉えさせてくれる。そしてこのことは、死の自己決定という問題についても「命の所有」とはまったく異なる視座をあたえてくれるように思われる。

死の自己決定とは、みずからあの直線を閉じ、一つの線分を完成させること、すなわち私自身の意志で私の人生を全体として完成させることである。そしていかに人生を完成させるかとは、自分の人生をいかに形作るかという問題である。重要なのは、これが「いかに生きるか」という生き方の問題だということである。すなわち、「生の完成としての死」の観点から見るならば、死の自己決定は、私の人生をいかに生きるかという生き方の問題の一部として捉えうるのだ。

ここでまだ疑念を抱く人がいるかもしれない。死を帰結するような選択が本当に「生き方」の選択と呼べるのか。「いかに生きるか」はあくまで生の内部での選択であって、やはり「いかに死ぬか」はそこに含まれないのではないか。しかし、たとえば小説や映画を考えてみよう。それらの物語をいつどう終わらせるかの選択は、作家にとって物語の内容そのものの問題にほかならない。それはときに物語全体の意味やイメージにかかわる問題ですらある。同様の意味で、自分の人生という物語をいつどう終わらせるかの選択は、私の生の物語そのものの問題である。「いかに死ぬか」の選択はまさに最後の「いかに生きるか」なのである。

ここに、われわれが自分の命を所有するかどうかという問題とは異なる死の自己決定を捉えうる。ここでの自己決定の自由は、命を所有物のように処分する自由ではない。それはわれわれがいかに生きるかの自由、自分の人生内容を自分で構築していく自由である。われわれは確かに自分を超えた力によって生かされており、多くの人びとに支えられ社会的な存在として生きている。それゆえ命は所有物のようなものではない。しかしたとえそうであっても、われわれはその与えられ支えられた個人の生のなかで人生を自由に構築する基本的な自由を有している。死の自己決定はこの生き方の自由の文脈で捉えることが可能だと思えるのである。

■自殺権一般が認められるべきか

死の自己決定権は、必ずしも命の所有権の問題ではない。確かに死の自己決定権を肯定する者のなかには、「私の命は私のものだからどう処分しようと自由だ」という考えをもつ者もいるだろう。しかしすべての者がそうではないはずだ。このような主張に対しては抵抗感をもちながらも、死の自己決定を「いかに生きるか」の最後の選択の問題として肯定したいと考える者もいるだろう。ここまで述べてきたように、この考え方は一定の説得力をもつと思われる。死の自己決定は、命の放棄・処分ではなく、自分の人生構築の最後の仕上げという、もっと積極的な意味を持ちうるのである。

しかし、この節で述べてきた「生の完成としての死」は、完全に形式的な概念にすぎない。どんな死であれ、それが生を終わらせるというただそれだけの意味において、生の完成としての死である。「完成」という言葉は肯定的で美しいニュアンスをもつ。しかし、現実の死の自己決定のほとんどが、そのようなニュアンスから程遠いものであるのは明らかである。

現実の死の自己決定とは、今日本で年間三万件以上発生している自殺である。それらは悲惨な状況に追い込まれた結果であったり、だれもがやりきれない思いをするような未熟さの結果であったりするだろう。われわれはそのような死を決して「生の完成」と呼びたいと思わないだろう。それが単に形式的な意味でのみ言われるぐらいなら、むしろ肯定的なニュアンスを含意させないためにそのような呼び方を拒絶するだろう。

確かに私は、死の自己決定を生き方の自由の文脈で捉え肯定する「可能性」を強調したい。しかしだからといってあらゆる死の自己決定、あらゆる自殺を権利の名の下に容認すべきだとは考えていない。そこで次に、「幸福な死」という観点から、今度は生の完成という形式ではなくその実質を問題にしたい。そして、幸福な生の完成という肯定的な死を実現するための、限定的な死の自己決定擁護論を示したい。

四　幸福な死

■「死んだほうがまし」は幸福な死か

本章の冒頭で述べたように、安楽死は一般に「苦しみから解放するため」という目的によって定義される。安楽死の「安楽」とは心身が苦しみなく安らかな状態を意味し、仏教においては極楽浄土の世界を表現するものである。つまり安楽死という言葉には、「苦しみから解放された」という意味での安らかで幸福な世界に旅立てるという肯定的なニュアンスが含まれている。また、安楽死の概念を意味する西洋の言葉はギリシャ語の「よい（eu）」と「死（thanatos）」を結びつけて生まれている（たとえば英語で「euthanasia」）。つまり「よい死」である。ここからも、苦しみから解放される死を肯定的に捉えていることが読み取れる。

ここで、一般に現実に行なわれている死の自己決定、すなわち「自殺」について考えてみよう。一般に自殺者は、絶望や激しい悲嘆から抜け出せない状況のなかで、その苦悩を終わらせるために死を欲する。たとえば経済苦やいじめなどが、そうした苦悩の原因の典型であろう。したがって、安楽死も一般の自殺も、「苦しみからの解放」を目的とする点では同じである。このような死の自己決定の思想は一種のペシミズムである。それは苦しみに満ちた現世の幸福を断念し、その苦を終わらせることにおいて死後の幸福を欲する。この思想は次のような図式で表わされる。

生……苦（不幸）
⇕
死……楽（幸福）

ここには確かに一種の「死の幸福」がある。ただしこの幸福は「苦（不幸）がない」という意味であり、「ましだ」ということにすぎない。マイナスがゼロになることであってプラスの積極的内実はない。それは消極的幸福と呼べるだろう。

さてしかし、このように「死んだほうがまし」の死の自己決定を本当に「幸福な死」、「よい死」と呼べるだろうか。われわれは通常、借金苦やいじめなどの現世の苦から逃れるために死んだ自殺者のことを「幸せに死んでいった」などと考えない。それは明らかに理想的な死ではない。われわれはむしろそこに「不幸な死」、「悲惨な死」を見るだろう。それなのに、なぜ終末期患者の苦しみから解放されるための死だけが、「安楽死」と呼ばれて「幸福な死」や「よい死」という意味をもちうるのだろうか。そこにはなにか欺瞞があるのではないか。

■幸福な生の完成としての幸福な死

単に「苦しい生より死んだほうがまし」という理由で死を選ぶならば、それは一般の自殺であれ安楽死であれ本当に幸福な死とは言えない。それはむしろ「不幸な死」である。私はこの点において、一般的な自殺も苦しみから解放されるための安楽死も、同様に社会的に擁護し難いと思う。社会制度はこの「不幸な死」を減らすべく整えられるべきであって、それに「権利」というお墨付きを与えるべきではないだろう。われわれはむしろ本当の「幸福な死」をできる限り実現するための制度を創造すべきであろう。では本当の「幸福な死」とはどのようなものだろうか。

私はよく大学の講義などで、学生に「あなたにとって幸福な死とはなにか」というテーマで書かせる。学生は実にさまざまな興味深い意見を書いてくれるが、必ず多数意見として挙げられるものがある。まず「苦しみなく死ぬこと」。これは確かに消極的な意味での幸福な死だが、多くの者が願う死であろう。それ以外に、「やり残したことなく死ぬこと」、「大切な人（家族や友人）に見守られて死ぬこと」という意見も必ず多数ある。

あとの二つからはっきりするのは、幸福な死が生の幸福から規定されるということである。前者はその典型であり、まさに生に満足を見出したときに死の幸福を見ている。後者にもやはりひとつの生の幸福観が反映されている。ここに幸福な死を見る人は、人生における他者とのかかわりに価値をおく人、その点での充実や満足に強く幸福を感じる人であろう。

すなわち、幸福な死を考えることは幸福な生を考えることにほかならない。死に面して生を全体として振り返るときに、その生がどのようであれば満足し望ましいと思えるか、それが各人の幸福な死のイメージに反映されるのである。ここに再び、生の対立物ではなく生そのものの問題としての死、すなわち「生の完成としての死」の論点を捉えることができる。死が生の完成であるならば、幸福な死とは、幸福な生の完成である。全体としての生に満足し幸福であったと言えるときに、真に幸福な死がある。したがって、真に幸福な死は、先の自殺の思想と対比的に次の図式によって表わせる。

生……幸福
＝
死……幸福

■幸福な生の完成のための死の自己決定

幸福な死はあくまでも理想である。死がいつどのようにわれわれを襲うかは分からない。まさに不幸と言うしかない事故や事件に巻き込まれて死ぬ人も少なからずいる。だとしても、社会が理想として掲げ目指すべき死があるとすれば、それは幸福な死であろう。人びとができるだけそこに到達できるための制度はあってよい。

社会がまず取り組むべきなのは、不幸な死を減らすことであろう。自殺に対しては、それを減らすためのなんらかの対策をうつべきである。終末期の患者に対しては、痛みや絶望から死を選ばせないように緩和ケアなどの設備と制度を充実させるべきである。それは患者を「幸福な生の完成」へと導くために第一に整えられねばならない。しかし、この終末期のケアの延長線上に、死の自己決定権もまた「幸福な生の完成」のための重要な一手段として位置づけることは可能と思われる。

自分の生が最終局面にきたとき、残り数日、数週間の命と宣告されたときに、自分の人生を全体として肯定しつつその最後の仕上げを自分の意志で行なうことは、単に「苦しみから解放されるため」だけのものではない。確かにそこには苦しみなく逝きたいという願いが含まれているだろう。しかし、それは自分の生を満足できる形で終わらせたいという意図の中に当然含まれる願いである。これを、生に絶望し、より「まし」な死のために不幸な生を切り捨てようとする自殺願望と同一視するならば、あまりに短絡的であろう。それはむしろ、幸福な生をうまく仕上げたいという意志として捉えるべきものではないか。

それゆえ私は、終末期のケアを前提としたうえでの、「幸福な生の完成」のための死の自己決定を擁護したい。一般的な自殺や「安楽死」における「死んだほうがまし」の死の自己決定も、確かに形式的には生の完成への自己決定である。しかし、これらは不幸な生を完成させてしまう不幸な死の自己決定にほかならない。私が擁護したいのは、これらと実質的に対極にある死の自己決定、幸福な生を完成させるための幸福な死の自己決定である。

■死の受容

私が擁護する死の自己決定の意義をより明確にするために、最後に、終末期のひとつの理想と考えられる「死の受容」という問題を考えてみよう。ここで言う「死の受容」とは、間近に迫った自分の死を心穏やかに肯定的に受け止め引き受けるありかたと考える。

まず、この死の受容が、「幸福な生の完成としての死」という理想のうちに含まれていることを確認したい。逆説的だが、死を恐れず心穏やかに死を迎え入れることができるのは、幸福の只中にある人なのである。「ここで死んでも思い残すことはない」とは、まさに幸福な生が完成されたと感じる人の言葉である。幸福が生の目的であるならば、幸福な人はその目的にすでに達しているがゆえ、もはや生をさらに進める必要がないのである。

ところで、実際に死を目前にした人の心理は非常に複雑だという。いったん死を受け入れる心境になったとしても、最後に怯えや生への執着心が再び現われるという例も多いという(6)。私は、そうした最後の心理の不安定さに、死に対して受け身であることが大きくかかわっているのではないかと疑う。最後の発作的な苦痛や錯乱がいつ来るのか、またその前に家族に会えるのか、あるいは逆に最期に苦しむ姿を家族にみせたくない。終末期患者は、たとえばこのような怯えや思い煩いをもつだろう。

それゆえ、いくら死を受容し、私の生の完成を喜べる心境になったとしても、死を受け身で待つしかないならば、やはり死はこの私に襲い掛かり私を奪っていくもの、いわば私の自由にならない「他者」である。他者としての死は、最後の最後にこそわれわれを支配しようとする。この死の他者性は、幸福な生の完成という肯定的な死に抵抗する最後のとげである。

しかしわれわれが死の自己決定権をもつならば、それは死による支配からわれわれを解放する。そのとき私は私の死に対して受け身ではなくなるので、いつ襲うか分からない死への怯えと不安が克服され、安定した死の受容が実現するのではないだろうか。つまりそのとき初めて、死は私を襲う他者ではなく、私の生の完成として真に私に属するのではないか。したがって、終末期の死の自己決定権は、われわれにより完全な死の受容をもたらし、ひいてはより完全な「幸福な生の完成」をもたらしてくれると思われるのである。

五　おわりに

本章の主張は「苦しみからの解放」を目的とする「積極的安楽死」の権利の擁護ではない。私には、単なる苦しみからの解放のための死、「死んだほうがまし」の死に権利を与えるべきと思えない。

しかし私は、本章の主張が実際に死の自己決定を求める終末期患者の声と無関係だとも思っていない。そのような声のすべてが、単純に苦しくて「死んだほうがまし」だから命を放棄したいというだけの願いとは考えられない。むしろそこには、自分の生を肯定しながら幸福のうちに死んでいきたい

という、幸福な生の完成への願いがはっきり見出せる場合があると思うのである。(7)

本章の目的は、おそらくこれまで漠然としか捉えられてこなかったこのような願いにはっきりとした形を与え、それを正当化する論理を明確にすることであった。単に「死んだほうがまし」という死の選択ではなく、各人が各人の生を祝福しながら死を受容するための、「幸福な生の完成」のための自己決定権。われわれはこの新しい意味での死の自己決定権の実現について、考慮し始めてもよいのではないだろうか。

（1）　本章は、日本生命倫理学会第20回大会における公募シンポジウム「よく死ぬことについて——終末期医療における倫理的課題」における提題「限定的な死の自己決定権擁護のために——生の完成という観点から」の内容を下敷きとしてまとめなおしたものである。

（2）　日本カトリック司教協議会教理委員会訳・監修『カトリック教会のカテキズム』カトリック中央協議会、二〇〇二年、六六八頁参照。また、同様の論理から自殺を許されないと語る哲学者として、ジョン・ロックがいる。ロック、鵜飼信成訳『市民政府論』〈岩波文庫〉岩波書店、一九八六年、一二一一三頁参照。

（3）　このパターンに属する論説として、小松美彦「「死の自己決定権」を考える」（山口研一郎編『操られる生と死——生命の誕生から終焉まで』小学館、一九九八年、一〇九一一五二頁）が挙げられる。彼は「死の所有」という概念を用いるが、いずれにせよ社会性の論点から個人の所有を否定し、死の自己決定権を批判する。特に一一八一一二七頁参照。

また、刑法学からの論者として著名な甲斐克則も、社会的存在としての個人という論点から自分の命の処分権を批判している。甲斐克則「終末期医療における病者の自己決定の意義と法的限界」（飯田亘之・甲斐克則『終末期医療と生命倫理』〈生命倫理コロッキウム4〉太陽出版、二〇〇八年、一三－六七頁）、特に二〇－二一頁参照。

（4）一ノ瀬正樹「「死ぬ権利」の欺瞞」（『死生学研究』第一号、東京大学大学院人文社会系研究科、二〇〇三年、三六－六八頁）、五六－五七頁参照。

（5）石橋孝明「生きる意味」（細川亮一編『幸福の薬を飲みますか？』ナカニシヤ出版、一九九六年、三一－六二頁）、とくに四六頁参照。

（6）この点については、たとえば斉藤義彦（『死は誰のものか――高齢者の安楽死とターミナルケア』ミネルヴァ書房、二〇〇二年、八八頁）や奥野修司（『満足死――寝たきりゼロの思想』講談社現代新書、二〇〇七年、八七頁）が述べている。

（7）たとえば、オランダで安楽死したある日本人女性の安楽死要請書の次の言葉には、そのような願いを読み取れると思われる。「「冷静で心身の安定した、心落ちついた幸福な雰囲気の中で、安らかに逝きたい」というのが私の望みですので、よろしくお願い申し上げげます」（ネーダーコールン靖子、秋岡史解説・編『美しいままで』祥伝社、二〇〇一年、二一七頁）。

■**推薦図書案内**

三井美奈『安楽死のできる国』〈新潮新書〉（新潮社、二〇〇三年）

安楽死先進国であるオランダの実情を、関係者の取材を通して分かりやすく説明してくれる新書。著者自身は一歩引いた客観的視点をもちながらも、重要な問題点に切り込んでいる。

ネーダーコールン靖子、秋岡史解説・編『美しいままで』（祥伝社、二〇〇一年）

オランダに在住し安楽死した日本人女性、ネーダーコールン靖子さんの手記をもとにまとめられた本。がんと戦い、安楽死を決断し実行するに至るまでの彼女の思い、その揺れや迷いが、切実なリアリティをもつ。

高橋祥友『自殺未遂――「死にたい」と「生きたい」の心理学』（講談社、二〇〇四年）

精神科医である著者が、患者として接した多くの自殺未遂者の実例をもとに、その複雑な心理を説明してくれる本。自殺が決して自由な死の選択というような問題でなく、やはり不幸な死にほかならないことを、実感させてくれる。

Ⅲ　生命倫理と文化

第十章　欲望の爆発は回避できる

――ルソーの一般意志概念を手掛かりにして――

浅田淳一

❖概　要

最近の生命科学の発達によって、科学者の提示するサービスのメニューは、ますます豊富になっているように思われる。ダイエットしようと決意している人の前に、よだれの出そうな御馳走があったとき、それに手を出さないのは非常に難しいだろう。おいしい御馳走を食べたいという欲望の傍らに、その欲望を満たす手段があれば、それに飛びつきたいと思うのは当然である。しかし、目の前に提示されるメニューから御馳走を選んで食べていくうちに、当初の目標、たとえば「人間としての幸福」が、逆に損なわれてしまうケースも少なからずあるはずである。本章では、こうした悪しき帰結を避けるためには、まず自分にとってなにが幸福かをしっかり考えることが重要であることを示す。そして、その幸福が上記のような欲望の盲目的な追求と矛盾する場合には、それを回避する方法を求めなければならないが、その一つの手掛かりは、現代の民主主義的プロセスへのルソーの「一般意志」の概念の適用の可能性であることを主張する。

一　問題設定

最近、生命倫理の分野で盛んに扱われるようになってきたさまざまな問題、たとえば「脳死と臓器移植」また、それにかかわる「臓器や身体部品の売買」、「出生前診断」、また、「エンハンスメント（身体・精神の増強）[1]」、さらには、われわれ自身の存在そのものにかかわる「脳の操作の可能性（ニューロエシックス問題）」などは、私には、「われわれの欲望に歯止めが効かなくなってきた」ということの必然的な帰結であるように思われる。

たとえば、「他者の死を待ってまで、自己の生を存続させたいという欲望」、「身体部品を交換してまでも自分の健康を維持したいという欲望」、「できれば障害をもった子どもをもちたくないという欲望」、「もっと美しく、もっと賢く、もっと強くなりたいという欲望」が、それである。

しかし、そこに潜在的欲望があり、ここにそれを満たすべき技術があるとき、たとえば、生まれてくる子どもの健康を確かめたいという欲望と、危険なくその確認が行なえる技術があるとき、また、病に侵された臓器や身体の部分を直したいという欲望の傍らに、お金さえ出せば手に入る身体部品があるとき、また、治療を超えてみずからの肉体や脳を改造したいという欲望の傍らに、それを可能にする技術があるとき、その欲望を押しとどめることなど不可能ではないだろうか。そして、そもそも欲望を押しとどめる必要などどこにあるのだろうか。欲望に否定的態度をとる倫理的立場（たとえば、仏教や禁欲主義）は、欲望を充足できなかった時代に、そうした人間を納得させる単なる方便であったかもしれないのである。(2) 目の前に、簡単に欲望を満足させられる手段があるのに、あえてそれを我慢することは、むしろ不自然なことかもしれない。また、こうした欲望の暴走に対して、自然という価値規範を持ち出してブレーキをかけようという主張には、一方で頷きたくなる点もあるが、それが自由に対する新たな制約になる危険性も否定できない。

しかし、他方、われわれ個々人が、ある意味盲目的に欲望を追求していった果てに、たどりつくであろう社会は、われわれにとって本当に幸福な社会であると言えるのであろうか。この問いに今、早急に答えを出すことはできない。なぜなら、科学技術の進歩は、われわれの想像を遥かに超えており、性急にわれわれの未来の姿を予測することなどとてもできないからである。

われわれにできること、それは、改めて「われわれにとっての幸福とは何か」を考え直すことである。そして、その幸福が欲望の爆発と矛盾する可能性があるならば、予防的に、その欲望の爆発を回避する可能性を探っておくことである。

本章では、はなはだ独断的ではあるが、私自身が個人的に納得できる幸福観を呈示するところから議論を始めたいと思う。

二　私の幸福観

■欲望の爆発

私の幸福観は、まさに欲望が爆発し始める近代の幕開けの時期にあって、ただ一人その方向に異議を唱えたジャン＝ジャック・ルソーによるものである。以下、ルソーをなぞる形で、私の幸福観を紹介しよう。

ルソーは、人間が被っている悲惨さや、社会的悪の原因は人間にあると考えている。そして、ルソーが考える人間の使命、それは人間固有の自然であるところの自由と理性を濫用することなく善用し、人間にその本来の善性と幸福とを取り戻すことにあるのである。

ルソーは、この社会的悪の内実を、人間の理性と意志の悪用が招いた人間の欲望の無際限な肥大とそれによる人間への依存の増大に見ている。

彼は『人間不平等起源論』のなかで人間の欲望の肥大化と依存状態の広がりと、その悲惨を詳述している。

すなわち、人間は、増大する欲望（利己愛）を満足させるために、自分の力だけで自分の欲望を満足させることができなくなり、その結果、人間のあいだの相互依存が強まり、それによって自然状態の独立と自由が損なわれる。さらに、それまで人間関係を純粋な仕方で支配していたピティエ（自然的な共感感情）が衰退して、自己の欲望の実現のために他者を利用しなければならなくなり、存在（エートル／ホンネ）と外見（アパランス／タテマエ）が分離する。確かに人間の相互依存の進展にともなってその生産力は増大し、物質的富の絶対量は増えるかもしれないが、それ以上の勢いで欲望が増大するので、人間は常に欲求不満の状態（欲望と能力の不均衡）、すなわち不幸な状態に陥っている。

すなわち、ルソーはまさにわれわれが現在直面している「欲望の爆発」は、われわれを幸福へと導くどころか、まさに、われわれを堕落と悲惨へと陥れた最大の原因であると見なしているのである。

■人間固有の幸福とは

ただ、ルソーの描く幸福のイメージは、単に動物のように「生存するための必要（自己保存）」が満たされている消極的な状態にとどまるわけではない。人間には、動物には考えられないような人間固有の幸福があるのである。では、ルソーが考えるこの「人間にふさわしい幸福」とはどのようなものであろうか。

ルソーは人間に、ヴォルテールが揶揄するように「四つ足で歩け」と勧めているわけでは決してない。確かに、動物において実現している「欲望と能力の一致」は、人間が目指すべき一つの幸福の形ではある。欲望と能力が一致していれば、自分に満たすことのできない欲望がなくなり、われわれは常に満足していられるからである。しかしルソーは、そこにとどまることなく、人間にだけあたえられている意志と理性という固有の能力を善用することによって、人間にしか実現できない人間固有の幸福を目指しているのである。

だが、ルソーにとって、人間固有の能力を善用するとはどのようなことか。人間は、他者の不幸のうちに自らの不幸を感じ、他者の幸福のうちにみずからの幸福を感じる感性的傾向性としてのピティエ（共感感情）を動物と共有しているが、人間はそれだけではなく、人間固有の意志と理性の力を用いて、この傾向性を「祖国愛」や「人類愛」へと高めることができる。つまり、人間は、自分の利己的欲求の満足だけに幸福を感じるのではなく、まさに他者と共感しあうことに幸福を感じる存在なのである。それだけではない、逆に自己の利己的な欲望を意志の力によって克服し、「祖国愛」や「人類愛」のために行動することによって、「自己の力の発揮に対する内的満足」という人間固有の幸福を味わうことが可能なのである。したがって、ルソーの幸福観、したがって、私の幸福観の要点は、次の三点にまとめられるだろう。

① 欲望の能力の一致 ⇓ 自分の望むことがすべてかなえられるという幸福
② 共感しあう幸福 ⇓ 他者の幸福を自らの幸福と感じること
③ 自己の潜在的な力を発揮するという幸福 ⇓ デカルトの言う内的満足

以上、私の幸福観をルソーをなぞる形で紹介してきたが、皆さんはある程度納得していただけただろうか。もうお分かりのことと思うが、ここで呈示した幸福観は、明らかに欲望の爆発とは対立している。

■欲望の爆発との矛盾

①に関しては、確かに欲望の増大にともなって、それを満たす能力（たとえば、医療を含めた科学技術）が、欲望に正確に比例する形で進歩すれば、なんの問題もないかもしれない。しかし、ルソーも言うように、われわれの欲望はその能力の進歩より遥かに早く大きく増大する。このことはわれわれが日々体験している事実であろう。豊かな自然に囲まれて自給自足の生活をしている人びとと、物質的豊かさに恵まれた先進国に住むわれわれとどちらが満足できる生活をしていると言えるだろうか。次々に発売される新製品に群がる人びとは、さらに性能のよい製品にあこがれつづける。つまり、物質的に豊かであることは、決して欲求不満に陥らないことを保障するわけではないのである。

②に関しては、確かに、欲望の爆発と必然的にぶつかるものではないかもしれない。しかし、無限に増大する欲望が、他者を目的としてではなく、単なる手段として扱うことを促進する可能性はあるかもしれない。他者を欲望充足の手段として利用する必要性がなければ、人は、素直に他者の幸福を自分の幸福として感じることができるが、欲望に憑かれた人間は、他者と自分を比較して、むしろ、他者の幸福のうちに自分の不幸を、他者の不幸のうちに自分の幸福を感じるようになっていくかもしれないのである。

③に関しては、これも欲望の爆発と直接にぶつかるとは言えない。ただし、技術の進歩が「たいした努力もなく、自分の欲望を実現してしまう」ようになれば、「自分が自分の力で、自分の潜在的能力を発揮してある成果を達成した」という実感を得ることは、多少とも困難になるかもしれない。

以上述べてきたように、少なくとも私の幸福観は、欲望の爆発とは対立しそうである。それでは、私の幸福観と対立する欲望の爆発はいかにすれば回避できるのであろうか。以下、欲望の爆発を回避する可能性について考えてみる。

三　欲望の爆発を回避することの困難

まず、この課題をクリアすることがいかに困難なことなのかという現状を把握することから始めよう。

欲望の爆発は、われわれが現在そのなかで生きている近代の政治・経済的枠組みそのものに由来している点で、その根は深いと言わざるを得ない。

自然科学的世界観が、人間の生活の場から神や宗教的制約を追放し、ホッブス、ロックなどの自然法論者が、中世的な身分制社会のしがらみから自由なアトム的個人を解放し、ベンサム、ミルらの功利主義が、自由な欲望追求と社会秩序の維持を両立させ、さらに資本主義的な商品経済が、欲望を刺激しつづけることを必然化している。そして、こうした枠組みを支えている政治制度が、多数決による民主主義である。

欲望の爆発を回避するためには、ある意味で、こうした近代を支える政治・経済的枠組み全体を批判の俎上に載せなければならないのであり、当然、そのなかに生きるわれわれ自身をも自己批判していくことも必要になってくる。

いくら、私の幸福観を呈示してみたところで、私自身がこの欲望を爆発させる枠組みのなかで生きている以上、それは単に絵に描いた餅であり、それを現実に社会のなかで実現していくことは、非常に困難なことだと言わざるを得ない。

たとえば、多数決で今後の方針を決めることができたとして、「欲望の追求に制限を設けましょう」という私の主張は、多分一瞬のうちに否決されてしまうに違いない。なぜなら、だれもが、それぞれの仕方で「望ましい社会」を思い描いているだろうが、その社会を実現するために、自分の現在の私的欲望を抑えようとは決して考えないだろうからである。しかし、そうするとわれわれは、個人としては無理もない決断を重ねていった結果、全体としてはもっとも好ましくない社会を招き寄せてしまう可能性があるのである。たとえば、健康な子どもがもちたいという当たり前の欲求から出発した出生前診断の受診が、やがてできれば美しく賢い子どもの方がいいという欲望を生み、それが着床前診断を利用したデザイナー・ベビー（自分の思い通りの子どもを生む技術）を誕生させ、さらにそうした個々の選択の集積の結果、極度の遺伝子差別の世界（遺伝子の優秀さによって社会的階層が固定されてしまうような社会〔映画「ガタカ」参照〕）を生じさせてしまうかもしれないのである。

次節では、とくにこの最後の問題、すなわち「多数決による民主主義」の問題に焦点を当てて欲望の爆発を回避する道を探りたいと思う。

四　欲望の爆発を回避する政治的手段としての一般意志

■「合理的な愚か者」

厚生経済学の批判的検討を行なうなかで、ケネス・アローは、民主主義的な社会で採用されるに足る集計ルールがもつべき最低限の性質を挙げたうえで、そうした性質を有する集計ルールを構成することが可能かという問いに対して、明確に否と答えた。この指摘は、結果的に、エゴイストの共存を目標とする多数決民主主義の限界を暴露することになった[3]。

このアローの一般不可能性定理の証明以来、民主主義の不可能性について悩み抜いたインドの経済学者であり哲学者でもあるアマルティア・センは、その袋小路を突破する一つの可能性を奇しくも、ルソーがその『社会契約論』のなかで力説していた「一般意志」のうちに見ていたのである。

彼は、社会科学者の間で広く話題となった有名な論文「合理的な愚か者」のなかで次のように述べている。

何人かの人々は、自己の利益を求める各々の個人が、全体にとっては劣った結果を生み出すということが困惑を招くということを理解している。しかし、もちろん、このことはよく知られている葛藤であり、長いこと、一般的な言葉で議論されてきた。実際、それは、「一般意志」と「全体意志」とのルソーの有名な区別の基礎にあるものなのである。(4)

センは、先に、ランシマンと共に書いた論文（"Games, Justice and the General Will"）のなかで、囚人のジレンマゲームを抜け出す一つの有効な手段として、ルソーの一般意志に手掛かりを求めていた。囚人のジレンマゲームで、センが提起している問題とは、個人が自己の欲望の満足を目指してこの上なく合理的に行動した結果、社会全体としてはこの上なく愚かな帰結を招いてしまう可能性があるということであった。センは、こうした事態のことを「合理的な愚か者」と称したのである。

ここで言う囚人のジレンマゲームとは以下のようなものである。

二人の人物が、ある深刻な犯罪の共犯者であると考えられるが、この二人を裁判で有罪にするのに十分な証拠がない。地方検事は、囚人に次のように提案する。

二人ともが自白しない場合 ⇓ 証拠不十分で両者ともに二年の刑
一方だけが自白した場合 ⇓ 自白した囚人 ⇓ 一年の刑
⇓ 自白しなかった囚人 ⇓ 十年の刑
両方が自白した場合 ⇓ 二人とも六年の刑

二人を全体として見れば二人がともに自白しないことが最善の策であるにもかかわらず、利己的な観点からすれば、どちらか一方の囚人にとって自白という戦略は、自白しないという戦略に対しては（二年よりは一年の方がいいし、十年よりは六年の方がいいから）完全に優位を占めることになるのである。

私は、上記のような「欲望の爆発と矛盾する幸福観」を意志しながら、目の前の利己的な欲望に突き動かされて、結果的に自分自身の幸福が実現できなくなってしまうであろう私自身に、この「合理的な愚か者」のイメージを重ねざるを得ないのである。

■全体意志と一般意志

ルソーは、実際この民主主義の袋小路（個々の利己的な自由な選択の結果、社会全体として望ましくない結果を招来してしまうということ）を、全体意志（個人の私的な欲望を示す特殊意志の総計）と区別される（社会全体としての共通善を意志する）一般意志によって克服することを提案している。社会の構成員たるわれわれ個人は、みずからのなかにある特殊意志と一般意志が対立した場合、みずからの意志によって特殊意志を一般意志に服従させることによって、みずからの本来的幸福を実現することができるのである。ただ、意志の弱い一般の市民が、個々人の意志だけで、こうした決断をしていくことはきわめて困難である。つまり、長く広い展望のもとでの社会全体の善よりも、目の前にある利己的な欲望に負けてしまう可能性は大いにある。そこで、個々人は、みずからの一般意志の表現としての法を制定し、その法に実効性をもたせるために政府を介入させることによって、みずからの意志（一般意志）に自らの欲望（個別意志）を服従させる必要があるのである。これこそ、ルソーが、「自由であるように強制する」ということの意味である。この場合、強制するのも自己（一般意志の主体）であり、強制されるのも自己（特殊意志の主体）であるかぎりで、この主張はルソーが終始こだわり続けた「自由」とはまったく矛盾することはない。ルソーは、その意味で自由を否定するような全体主義者では決してない。むしろ、自己以外の意志に従わないという意味で他者の支配から自由であるだけでなく、みずから立てた法にみずから従うという人間固有の自律的自由が、ここで初めてルソーによって実現されることになるのである。(5)

後に、政治学者のグロフマンとフェルドは、先のセンの論文を補完しようという意図のもとに、ルソーと同時代人のコンドルセーが提案した陪審定理に基づいて、一般意志を解釈しなおしている。コンドルセーの陪審定理とは、「各個人が一対の案のあいだでよりよい選択をしないよりは、そうした選択をする確率の方が平均値でいささかでも高ければ、そのグループの多数派が正しい確率は、個人の数が増えれば増えるほど、その限界値である百パーセントに向かって高まる」というものである。グロフマンとフェルドは、このコンドルセーの陪審定理を手掛かりとすれば、ルソーの一般意志を、全体集会での投票行動を通して実際に実現できると言うのである。この論文は、多数決という現実的な手段を使って、それまでは単なる空想の産物とされてきた一般意志を、現実の政治プロセスのなかで実現する可能性を主張している点で画期的である。

彼らは、この論文の結論部分で次のように述べている。

ルソーとコンドルセーの貢献は、民主主義は、各個人が、自分の狭い自己利益を超えて集団的善を見ようとする場合に、よりよく機能するということを示唆している点にある。

つまり、われわれは、ルソーの一般意志や共通善という考え方を見直すことによって、民主主義をよりよい方向へ向けて機能させることができるというのである。

ただし、その場合投票者は、個人的選好の優劣ではなくて、社会全体の共通善とはなにかについて判断を下さなければならない。つまり、社会全体としてどういう政策や法律を選ぶことが最善かを市民の観点から考えなければならないのである。われわれはしかし、そんなに社会全体の善を考えて行動するだろうか、やはり自分の私的な利益を優先してしまうのではないだろうか。

だが、実際に皆さんの投票行動を反省してみていただきたい。そうすれば、こうした要求は必ずしも非現実的なものではないことが分かっていただけるのではないだろうか。実際、政治家達は、常に「正しさ」「善」「公正さ」といった共通善を政策としてアピールして票を獲得しているし、有権者もそうしたアピールにそれなりに反応して投票しているのではないだろうか。

■社会的慣習

しかし、みずからの本来的意志である一般意志を法として制定するためには、個々人が常に一般意志を特殊意志に優先させるべきだという認識を共有していなければならないし、みずから定めた法に積極的に従うという傾向をもっていなければならないのは確かだろう。どんなに立派な法律であっても、個々人がその法の精神を共有していなければ、その法は、まったく実効性をもたないからである。どんなに立派な法でも、その法の網の目をすり抜ける賢い悪人が多ければ、その法に実効性があるとはとても言えないのである。この点でもリアリストであるルソーは、国家法、民法、刑法に続く第四の法（明文化されない慣習・習俗）の重要性を強調する。政府は常に、一般意志を尊重する慣習・習俗を形成するように国民の教育に配慮していかねばならないというのである。ただ、このことは、国家による特定のイデオロギーの刷り込みを意味しているのではない。自分自身の幸福の実現のために社会全体としてなにが必要なのか、すなわち自分自身のなかにある「一般意志」とはなにかを常に意識させるための教育なのである。

先に言及した民主主義的決定の論理的不可能性を証明したケネス・アローは、民主主義的決定を補完するものとして、まさにルソーと同様、慣習の重要性を主張している。アローが、彼の一般不可能性の問題を無力化する定式を求めていたのが、まさに、この社会的慣習の領域だったからである。(6)

五　二つの国家観・二つの人間観
——社会のなかで人間として生きること——

■エゴイストの共存

個人と国家の関係に関しては、大雑把に言って、以下の二つの考え方があるだろう。

すなわち、その一つは、国家は、個人の私的領域に干渉する可能性をもつものであり、むしろわれわれの自由を保障するためにのみ手段的に必要とされるものだ（つまり国家の機能は小さいほどいい）という考えであり、ロックやアダム・スミス、ミルから、現代ではノージックなどに引き継がれている考え方であり、近代の主流派の国家観といえるものである。この考え方の延長線上で、「いかにしてエゴイストが社会において共存していくことができるのか」ということが社会科学の中心課題となっていくことになる。

いま一つは、ギリシャ哲学以来の、人間を「ポリス的動物」とする考え方である。すなわち、人間は国家のなかではじめて人間になるのであり、国家のなかに位置を占めない私人は、まさに人間のなかでもっとも大事な何事かを欠いた（プライベートな）存在なのである。

先に見たように、近代以降の民主主義では、中世的な身分制社会のしがらみを脱するところから始まったこともあり、前者の考え方が主流であった。

■われわれはエゴイストか

現代の民主主義に「一般意志」というルソーの考えを活かそうという流れは、「エゴイストの共存の道を探る」という現代社会科学の問題設定の枠組みそのものに限界が感じられつつあることの現われかもしれない。民主主義のパラドックスを突破する鍵を、社会的共感やコミットメント（社会に対する責任）に求めようとしたセンのなかにも、個人と国家の関係を、原点にかえって考え直そうという意図があるように思われる(7)。

センも指摘している通り、われわれは、現代の社会理論が無反省に前提しているほど、エゴイストであるわけではないのであり、経済学の計算に乗りやすいように個人を「合理的なエゴイスト」へと局限してしまうことは、むしろ現実のわれわれの営みを見損なってしまうことにつながるのである(8)。

人間は一人で生きているわけではないし、一人で今の自分になったわけでもないのに、アトム的な個人主義をたたき込まれているせいで、自分（自我）というものをあまりにも実体化しすぎてしまっているのではないだろうか。社会があってのわれわれなのに、皆が自分だけで生まれ自分だけで生きてきたような気になっている。

自分自身の欲望に憑かれた特殊意志を、社会全体の共通善を意志する一般意志に従わせることは、実はわれわれ自身を社会的存在として確認することでもあり、われわれ自身の幸福を実現していくためにも必要なことなのである。

六　結　語

社会全体の共通善が、一般意志によって実現される社会では、なにが実現されることになるだろうか。そこではまず、人びとは自己の無際限に増大する欲望を、一般意志によって抑制することにより、ある程度、①欲望をその能力につりあわせることができるかもしれない。さらに、社会全体の共通善に向かう意志であるところの一般意志を共有しあうことによって②同胞同士の愛を感じあうこと（共感し合う幸福）ができるだろう。そして、個人的な欲望にとらわれた特殊意志を、自らの意志（一般意志）の立てた法によってコントロールすることによって、③人間固有の能力（理性と意志）を十全な仕方で発揮することができるのである。

この小論で、確認したかったこと。それは、常に科学技術によって触発される欲望の爆発に対処するためには、まず、各人がみずからの幸福について確認するところから始めなければならないということ。そして、その幸福が、欲望の爆発と矛盾するなら、今度は、その欲望の爆発を回避する道を探らなければならないということであった。

そしてその際、一見単なる夢想にすぎないように思われてきたルソーの思想が、実は「欲望の爆発」を原理的にくい止めることができない「自己決定を至上のものとする英国風の自由主義」を超えるような現実的意義をもっているのだ、ということである。

そして、ルソーの指摘は、特殊意志に促された自己決定の集積が、全体として望ましくない社会を招来してしまうという民主主義の袋小路に対して、「全体意志」と区別される「一般意志」の議論を提示することによって、「欲望の爆発」に対抗する有力な手がかりを与えてくれているのである。

現代の科学技術は、およそこれまで思いつきもしなかったようなさまざまな選択肢を我々に与えてくれている。しかし、わき目も振らずにそうしたエサに飛びつく前に、そうした個人的選択が集積されていく未来が、果たしてわれわれにとっての本当の幸福を与えてくれるのか、といったん立ち止まって考えておくことは、重要なことなのではないだろうか。生命倫理が、われわれに呈示する困難な諸問題に対処するためにも、このように原点に立ち戻って考えることが必要なのである。囚人のジレンマに捕われた囚人のように、自分ではもっとも合理的な判断をしたつもりで、実はもっとも愚かしい結果を甘受せざるを得なくならないように、十分に考えておく余裕が必要なのである。

（1）上田昌文・渡部麻衣子編『エンハンスメント論争――身体・精神の増強と先端科学技術』（社会評論社、二〇〇八年）

（2）栗屋剛（二〇〇八）上田・渡部編、同上書、二三八－二三九頁。

（3）絵所秀紀・山崎幸治編著『アマルティア・センの世界――経済学と開発研究の架橋』（晃洋書房、二〇〇四年）五一頁。

（4）アマルティア・セン、大庭健・川本隆史訳『合理的な愚か者』（勁草書房、一九八九年）

（5）ジャン＝ジャック・ルソー、桑原武夫・前川貞次郎『社会契約論』〈岩波文庫〉（岩波書店、一九五四

年）

（6）Ｂ・フレーデン、鈴木信雄・佐藤有史訳『ルソーの経済哲学』（日本経済評論社、二〇〇三年）一四〇頁。

（7）絵所・山崎編（二〇〇四）三六―三七頁。

（8）セン、同上書。

■推薦図書案内

ジャン＝ジャック・ルソー、桑原武夫・前川貞次郎『社会契約論』〈岩波文庫〉（岩波文庫、一九五四年）

一七八九年のフランス革命の思想的な起爆剤となった有名な本だが、本章で述べたように、民主主義の新しい可能性を示すものとして、再び注目を集めている政治学の古典である。欲望の爆発を食い止めようという観点から読み直してみると、学ぶことも多いかもしれない。

アマルティア・セン、大庭健・川本隆史訳『合理的な愚か者』（勁草書房、一九八九年）

本章でも述べたように、「合理的エゴイストの共存」という前提から組み立てられた現代の社会理論の枠組み全体に重大な反省を迫る画期的な論文“Rational Fool”の翻訳を中心にしたものであるが、数学の素養のないわれわれにはいささかとっつきにくいかもしれない。

絵所秀紀・山崎幸治編著『アマルティア・センの世界――経済学と開発研究の架橋』（晃洋書房、二〇〇四年）

私が読んだセンの入門書のなかでは、一番のお勧めである。基本概念の説明などもあり、初心者に親切な構成になっている。センの幅広い関心とその革新性を十分に読み取ることができると思う。

上田昌文・渡部麻衣子編『エンハンスメント論争――身体・精神の増強と先端科学技術』（社会評論社、二〇〇八年）

われわれの欲望を刺激しつづける科学技術の最先端を紹介すると同時にその問題点も広い視野から指摘されている。第一部が、*Better Humans?* という話題となった著書の翻訳、第二部が生命倫理にかかわる各分野の気鋭の研究者の論文集となっている。このなかには、われわれの研究会の仲間でもある粟屋剛の論文「人間は翼を持ち始めるのか?」も収録されている。

B・フレーデン、鈴木信雄・佐藤有史訳『ルソーの経済哲学』（日本経済評論社、二〇〇三年）

従来、ルソーは、その産業資本主義への否定的態度から、経済の実体を無視するアナクロニズムの主張者として経済学者たちからはほとんど黙殺されてきたが、フレーデンは、市場経済至上主義の限界が見えてきた今こそ、ルソーの経済哲学を見直すべきだと強く主張している。確かに、ルソーには現代の厚生経済学を先取りするような鋭い指摘な多数見受けられるのである。「センがルソーの一般意志に着目している」という情報を私が得たのはこの本からである。

第十一章　医学・医療における倫理的知恵

石橋孝明

❖概　要

現代の目覚ましい医学・医療の進歩が向かっているのは、人間の願望（欲望）を実現すること、つまりはわれわれの「思い通り」の人生を実現しようとすることであると捉える（二）。しかし、生死はわれわれの「思い通り」にはならないのだということが、人間の生死の真理であることを確認する。そしてそこにこそ、人生の奥深い意味が開示され、われわれは、真によき生を生きることができるのだということを確認する（三）。しかし、それにもかかわらず、「知恵の実」を食べたわれわれは、その英知を「思い通り」の人生を実現すべく医学・医療の進歩に捧げる。そこで、医学・医療が依るべき倫理的根拠は人間の尊厳であることを論じ（四）、人間の尊厳を毀損しないという条件で、さまざまな試みがなされるべきであるとして、遺伝子治療・操作、エンハンスメント、そして終末期医療のありかたを吟味する（五）。

一　はじめに

医学・医療が生老病死のあり方を大きく変えてようとしている。ある意味で欲望の爆発を支える医学・医療の今日的なあり方は、人間の生命をどこまでも操作することによって（出生前診断、遺伝子治療・操作、デザイナー・ベビー、臓器移植、エンハンスメント、不死産業など）、人間の生と死のあり方を、さらには人間の生存条件を変える可能性をも示している。もちろん、医療技術的な進歩は健康の回復・維持の増進を可能にし、人間の幸福を増大させてきているということはいえるだろう。

しかし、そこには一定の限界があるだろうという予感も抱く。つまり、欲望の爆発を支える医学・医療に対し、そのできることとできないこと、またしてよいこととしてはいけないこと、の境界線があると考える。そうすると、科学技術的な進歩の激しい時代であるからこそ、今日的な医学・医療の方向づけを示す明確な知恵が必要であるといえる。

それゆえ、人間の生と死について、また人間の生存条件についての哲学的・倫理的な知恵の探究こそが、今日的な医学・医療に不可欠であると考えられる。この哲学的・倫理的な知恵の探究によって、医学・医療が進むべき方向も明らかになり、健全な文化が形成されることになるであろう。

二　医学・医療はどこへ向かっているのか

■人間の願望（欲望）

健康を願う人間の願望は、医学・医療の病気に対する闘いと健康回復・維持のための技術革新を推し進めてきた。そのつどの医学・医療の限界は、そのつど乗り越えられてきているし、乗り越えられつつある。人間の願望（欲望）は、医学・医療の進歩の源である。

健康とは、病気の不在と捉えられるのであるが、より積極的には、「世界保健機関（WHO）憲章」（一九四六年）の前文にあるように、「健康とは、肉体的、精神的及び社会的に完全に良好な状態であり、単に病気又は虚弱の存在しないことではない」。このように、「単なる病気の不在」ではなく、「完全に良好な状態」を願うことは、単なる病気治療を越えて、より完全な状態を求めることになる。このことが病気治療を越えた生命操作につながっていく。具体例としては、遺伝子治療・操作、エンハンスメント、不老不死の研究などである。

人間の願望（欲望）は、医学・医療の技術革新をもたらし、その技術革新はさらなる願望（欲望）を活性化する。この繰り返しを継続進行させている現代は、医学・医療の領域においても、願望（欲望）を肯定的に捉え、さらなる願望（欲望）の実現を願うことをよしとする価値観を前景に押し出しているといえよう。もちろん、個々人の幸福の追求は、公序良俗に反しないかぎりで認められるのであって、他者危害原則に抵触しない自己決定権のもとに認められるのである。

では、この医学・医療の領域において示される生と死への技術的介入を、どのように評価すればよいのであろうか。われわれ人間の願いがかなうようにと医学・医療は病気と対決し、健康を維持し、さらに「完全に良好な状態」を実現しようとするのであるから、われわれの人生が「願い（思い）通りになる」ようにと日夜奮闘しているといえよう。それは人間の自然（生老病死）に技術的に介入することで「完全に良好な状態」としての自然を実現しようという試みであると評価できよう。人間の自然は、人為的な操作によって、さらに完成度の高い自然、人間の「思い通り」の自然になると考えられるのである。

そうすると、この人間の「思い通り」が問われねばならないといえる。それは、最終的には「生命の樹」からその実を食べることではないだろうか。つまり、遺伝子操作によって「思い通り」の子を生み、さらにエンハンスメントによって「思い通り」の健康をつくり、そして最後には「思い通り」に不老不死を手に入れることではないだろうか。

■願望（欲望）の由来（物語）

旧約聖書『創世記』によれば、神はエデンの園に「食べるによいすべての樹」、そして園の中央に「生命の樹」、「善悪の知恵の樹」を地から生えさせ、人はどの樹からでも食べてよいが「善悪の知恵の樹」からは食べてはならない、食べると死ぬからである、といった。しかし、蛇にそそのかされた女はその実を食べ、夫にもあたえて夫も食べ、眼が開け、裸であることを知り、神の足音を聞いて恐ろしくなって、樹のあいだに隠れた。そのことで神は、人が善も悪も知るようになったことを知った。そこで、神は人が「生命の樹」からもその実を食べて、永久に生きるようになるかもしれないと考え、エデンの園から追い出し、エデンの園の東にケルビムと自転する剣の炎とを置き、「生命の樹」への道を看守らせた。

人間は、「善悪の知恵の樹」から実を食べることで、自己の状態を知り、そして周りの状態も知り、死すべき運命も知ることになる。それとともに、知恵を働かせて、その状態を改善し、よりよい生き方を模索する。自然への介入と操作は、知恵に開かれた人間の運命となった。

医学・医療における健康を指標とする人間的自然への介入も、人間のなすべき行為のひとつであるといえる。そのことが、現代の技術革新とも相まって、「思い通り」の子どもを得、「思い通り」の健康をつくり、「思い通り」に不老不死を手に入れようとする医学・医療のひとつの方向をかたち作りつつある。それゆえ、この医学・医療の方向性は、「善悪の知恵の樹」から実を食べた人間にとって、必然の結果であるといえよう。神は、「生命の樹」からも実を食べることを予測し、エデンの園から追放したのであるが、人間はいまや「生命の樹」からその実を食べようとしているのである。

「善悪の知恵の実」を食べた人間は、死ぬことを運命づけられた。他の存在者は、動植物を含めて、死ぬことはない。正しくいえば、生物学的に死に行くが、死ぬことを知らない。人間のみが、自らの死に行く運命を知りつつ生きているといえよう。それゆえ、人間の最後の願いは、よき死を迎えることである。しかし、もし生き続けることができるなら、そのことを望むのではなかろうか。それは、人間にとってよりよき生であるかもしれない。もちろん、より健康的で、より強く、より優秀で、より美しく生きたいということもよき生として望まれる。これらの願望に、医学・医療は応えようとしているのである。

三　生死はわれわれの「思い通り」にならない

しかし、生死はわれわれの「思い通り」にはならない。

■誕　生

まず、誕生であるが、だれも自ら意志して生まれた者はいない。われわれは、ある日突然、自らが生きていることを自覚する。われわれは、生物学的な誕生と、自己に目覚めるという、いわば第二の誕生を経験することで、みずからの生を自覚的に生きていくようになる。われわれは、みずからの生の「思い通り」の誕生に関与できない。あたえられた生を生きるしかない。それゆえ、子どもの誕生に関与し、「思い通り」の子どもを得ようとするのかもしれない。

このことの是非は**五**で検討するが、生命操作が行なわれたとしても、子どももあたえられた生を本人が生きるしかない。しかも、それはみずからの意志で生きるのである。子どもも、親の「思い通り」には生きないのである。むしろ、親の「思い通り」に生きる子どもは、人間の生を生きられなくなる。つまり、それは操り人形になるか、それを避けるため統合失調症という変調をきたしてしまうと考えられるのである。このように、みずからの誕生への関与・操作はだれにもできないし、子どもへの生命操作が可能であるとしても、子どもも親の「思い通り」にはならない。

■生

このことから、誕生後のみずからの生への関与・操作として、品質・能力を高め強化するという意味のエンハンスメント医療への関心が生じることになる。多くの者が、より健康的で、より強く、より優秀で、より美しく生きることを望むからである。

しかし、エンハンスメントによって、「思い通り」の人生が完全に設計されるかといえば、そうはならない。その端的な例が、愛の場面である。自己努力で改善できるものは、エンハンスメント医療も含めて、よりよい人生のために肯定されるとしても、「思い通り」にならないことが、愛されることである。

他者が私を愛するように強制・操作することはできないのである。強制・操作された私への振る舞いは、愛とは呼ばない。それは、神でさえ、人間に愛（信仰）を強制しないことと等値である。神への信仰（愛）は、自由な人間がみずからの意志でなすことに、意味がある。人間の人生には、「思い通り」にならないことがあり、そこによりよい人生にとっての重要な意味が潜んでいるのである。

よりよい人生にとって欠くべからざるもので「思い通り」にならないものは、愛だけではない。人との出会い、仕事などもそうである。人との出会い、仕事の達成のために、各自にできることは、おのれをそれへと準備する努力・精進等であるが、人との出会いはおのれの力を超えており、また仕事（たとえば、創造的な仕事など）の達成は、いわば天啓ともいうべきおのれの力を超えたはたらきがあたえられることによって可能となる。

このように、よき人生を吟味すると、「思い通り」にならないことに重要な鍵があることに気づく。エンハンスメントは、よりよき人生を準備するためのひとつの努力として位置づけられるかもしれないが、それによって人生は「思い通り」にはならない。むしろ、その「思い通り」にならないことにこそ、人生を充実させ意味あらしめるものが垣間見えてくるのである。

では、遺伝子工学と結びついたエンハンスメントが、人間存在の有限性という不確実さを解消するとすれば、それは、人間にとって「思い通り」の人生になり、最良の福音となるのであろうか。

■不老不死

人間がよき人生として最終的に望むものは、健康で不老不死になることかもしれない。「思い通り」の人生の完成は不老不死であるとも考えられる。しかし、不老不死は人間にとって、本当によき生となるのであろうか。むしろ、不老不死は、古代ギリシャの時代からいわれているように、呪いとしてあるのではないだろうか。つまり、人間に死がないとすれば、むしろ人間の生が不可能になるのである。

死は人間の生の有限性を知らしめる。生が有限であると知るからこそ、われわれは「かけがえのない現在」を生きるのである。仮に、われわれが不老不死であるなら、無限の時間を有することとなり、現在はかけがえのあるものとなる。すると途端に、すべては単なる成功と失敗の繰り返しになり、無限の退屈な時間を持て余すことになる。それゆえ、不死は呪いなのである。

それに対し、われわれは死ぬ運命にあるからこそ生きられるのである。そして、また、死ぬことが確実であっても、そのときがいつ来るか分からないということが、生きることを可能にしている。死ぬときが分かっているとすれば、そのことが気にかかり、日々の生が虚ろなものとなるであろう。もちろん、不治の病に罹り、命のときを限られながらも、いきいきと生きる人はいる。まさに、そういう人こそ、「現在のかけがえのなさ」を自覚的に生き抜く人であろう。

このように、人間の生は、有限性と死ぬときの不確実さがその生を支えているといえよう。換言すると、「かけがえのない現在」を生きることが、人間の生を生たらしめているのである。すると、人間が「生命の樹」から実を食べないようにと神が守ったのは、間違いを犯しやすい人間への神の愛であるといえよう。

こうして、「思い通り」の人生を夢見て、不老不死を願うことは、反対に、人間の生を不可能にしてしまうことが明らかになった。それゆえ、死という、人間の生の限界があることこそが福音なのである。この限界を越えようとする試みはすべて虚しい試みであるといえる。医学・医療はそのことを自覚して、医療行為に取り組むことが求められるのである。よき人生は不老不死によって可能になるのではない。そうではなく、よき人生をまっとうするために、よき死をどのように迎えるのかということこそが、医学・医療にとっての、そして人間にとっての最後の問いになるのである。

こうして、人間の生と死は、「思い通り」にはならず、「思い通り」にならないからこそ、「かけがえのない」ものなのであって、「ありがたい（有り難い）」ものなのだといえる。人生の奥深い意味は、「思い通り」にならないことにこそあるのである。それゆえ、われわれは、医学・医療も含めて、あらゆる科学的な探求のかなたに、真によき生の在所を求めるべきなのである。それは、対象を操作するわれわれの知を超えた地平にこそ、真によき生があることを示している。操作的知にとって、真によき生は、神秘であり続ける（その姿を捉えることはできない）。

まさに、このような倫理的な知恵こそが、医学・医療の可能性と限界を見極めることになるといえる。

四　医学・医療における倫理的根拠

さて、人生に対する倫理的な省察は、生死がわれわれの「思い通り」にならないことにこそ、人生の奥深い意味があることを開示した。にもかかわらず、「知恵の実」を食べたわれわれは、少しでも人生を「思い通り」にしたいと望むのである。

では、医学・医療の場面で、どこまでが許容可能な技術改良となるのであろうか。その原則がまず問われねばならない。

それは、前節で吟味したように、われわれが「かけがえのない現在を生きる」ということ、すなわち、われわれ一人ひとりがみずからの意志でかけがえのない（唯一独自の）人生を切り拓くということにあるのではないだろうか。そこには当然自己責任がともなう。また、論理的な帰結として、他者のかけがえのなさを毀損することも許されない。このことをひとことで言い表わせば、人間の尊厳を守るということである。そして、法的には人権の尊重ということになる。

人間の尊厳の構成要件は、みずからの意志でかけがえのない人生を責任をもって切り拓くということから、K・バイエルツのいうように、①合理性（知性・理性）、②非固定性（自己完成能力）、③道徳的自己立法＝自律（自由意志）であるといえる。われわれ人間は、自らの生を反省的に捉え直すことができるがゆえに、これらのことを尊厳の構成要件として押さえ、人間以外の存在者と自らを区別し、存在者における特異点とするのである。しかし、人間の尊厳は、その生物学的（自然的）な基礎を生命にもつ。それゆえ、人間の尊厳は、生命の尊厳としても捉え直すことができる。人間の尊厳は、生命の尊厳に支えられているともいえる。そうすると、人間の尊厳は生命の尊厳の認識論的根拠であり、ある意味で生命の尊厳は人間の尊厳の存在論的根拠であるともいえる。こうして、われわれは、たとえ自律能力がなくとも人間の生命は尊厳を有すると主張し、他の存在者と区別し特別に保護に値する対象であるとするのである。

この人間の尊厳、そして生命の尊厳を毀損しないかぎりで、医学・医療における「思い通り」の開発が許されるといえよう。医療技術は標準化されれば、自然な技術となるのであるが、その標準化の試みは、人間の尊厳、生命の尊厳という基準により正当化が図られるのである。医療技術により、人間進化のポテンシャルが引き出されるとすれば、それは人間の自然本性を開花させることとして、望ましいこととして肯定されるであろうが、それはあくまでも人間の尊厳、生命の尊厳を守ることと両立させることが不可欠なのである。

五　医学・医療が進むべき方向

それでは、生老病死に即して医学・医療が進むべき方向を検討してみよう。

■遺伝子治療・操作

誕生に関しては、だれもみずからの生に関与できないので、ここでは子どもの誕生への関与となる。そこで、親は、五体満足で健康な子どもの出産を願い、医療技術の進歩とともに、さまざまなことを試み、遺伝子治療・操作までもが視野に入ることになる。現在の医学・医療技術段階で生命操作が認められているのは、筋ジストロフィーなどの伴性劣性遺伝病、ハンチントン病や嚢胞性線維症などの単一遺伝子疾患、乳ガンや若年性アルツハイマー病などの発症にかかわる遺伝子型が特定されたいくつかの疾患である。これらは、着床前遺伝子診断による胚選別の対象になる。

これらの例は、明らかに健康に生きることができず、子どもにとってよき生とはならないと考えられ、産むか産まないかが当事者の自己決定に委ねられるとすれば、親は産まないことを決断する可能性が高い。しかし、いかなる人間の生命も尊厳を有し、授精の瞬間に、生命の尊厳が生じるという立場に立てば、倫理的に問題を含む治療ということになる。しかしまた、胎児と異なり、受精卵の選別は、人間へと成長する母胎への着床がないかぎり、人間の尊厳を毀損することにはならないし、人間の尊厳を可能にする着床による成長という原点を欠いた生命は、人間の生命の尊厳を毀損してもいないという見解もありうる。

このような立場からは、さらに積極的に、胚への遺伝子治療、望みの遺伝子を組み込んだデザイナー・ベビーの樹立へとつながっていく。人間は操作されることによって、親の「思い通り」の子どもが生み出されるのである。この人間の技術的な胚や遺伝子に対する介入は、それが人間進化のポテンシャルを引き出すこととしてあるならば、人間の自然本性を開花させることであり、望ましいと考えられるのである。その過程で、優生学的な人間差別などが生じないような社会システムが必要ではある。しかし、この技術が標準化されるようになると、才能・資質において平等な社会の実現が期待される。

このような医学・医療への期待は、親が「思い通り」の子を得ようと夢見てのことであり、そのような願いは、なにも遺伝子治療・操作にかぎったことではない。たとえば、見合いなどによる婚姻においてもなされてきたことである。しかし、当然のことながら、三で論じたように、自由意志を有する子どもは、親の「思い通り」にはならない。子どもは、みずからの自由な決断のもとに、その生を切り拓いていく。親に操作されてあたえられた、親の世代よりも初期条件としてポテンシャルの高い才能・資質を有しているとしても、子どもは自らの生を生きるのである。その意味で、人間の尊厳を毀損していないともいえる。

このように、子どもは親の「思い通り」にはならないのであるが、さらに、子どもの尊厳ある生を正しく理解すると、親の「思い通り」は子どものよき人生のためを思うことでなければならないといえる。つまり、このようなデザイナー・ベビーの樹立は、人間の尊厳を毀損しないことが条件であるから、親の恣意的で利己的な意図のもとでの作製は禁止されるということになる。それはあくまでも、子どもの可能性を高め、子どもがよりよい人生を生きることを可能にするためのものでなければならない。子どもが自己の人生をより自律的に生きることを可能にするデザインでなければならないのである。

それゆえ、たとえば、クローン技術による子どもの作製には倫理的な異議が唱えられる。親が愛する子どもを失い、その子どもと同じ遺伝情報をもつ子どもをクローン技術によって望むことは、亡くした子の代理であり子どもの「かけがえのなさ」を毀損することになる。

そもそもクローン技術は、それによって誕生した人がみずからの生を生きることを困難にするのである。クローン技術によって作製された子どもにも、存在論的にはその人格の同一性が確認できる。

自らと同一の遺伝情報をもつ人間と、みずからとは空間的に区別され、自己意識においても、自己同一性を認識できるからである。しかし、その成長過程における対他関係において、つまり自己の伝記的物語的な自己形成において、自己認識の維持が困難になりうる。他者は、自己とクローン兄弟・姉妹との区別が困難になり、そのことが自己形成にも影を落とすからである。このことが、それぞれの自己の「かけがえのなさ」を切り崩していく。つまり、他者の自己形成にも本人の自己同一性の危機をもたらすのである。端的な例は、私の愛した人は、あなたなのそれともあなたのクローン兄弟・姉妹なのという事態である。「かけがえのない」あなたとの愛は、いつの間にか、「かけがえのある」代理可能なものとなってしまう。

さて、当然のことながら、親はみずからの生の「思い通り」の誕生に関与できない。親はあたえられた生をみずからの自由意志のもとに生きるのである。それは子どもにとっても同じである。みずからの誕生への関与・操作はだれにもできない。このことから、誕生後のみずからの生への関与・操作として、エンハンスメント医療への関心が生じることになる。

■エンハンスメント

品質・能力を高め強化するという意味のエンハンスメント医療に、倫理的な問題があるとすれば、いかなる点においてであろうか。確かに、医学・医療の伝統的な課題と目標は、健康の回復と維持である。しかし、「完全に良好な状態」を健康状態として実現したいという願いは、倫理的に否定されるであろうか。技術革新により、健康の回復と維持を越えて、より健康な状態を作り出せるとすれば、多くの人がそれを望むのではないだろうか。①肉体的に、②精神的に、③そして行動矯正によって、より健康な状態であることを望むのではないだろうか。

人間の尊厳、生命の尊厳を毀損するなどの倫理的な問題があるとすれば、それらの問題を回避したうえで、エンハンスメント医療を実施すればよいと考えられる。また、それを実現する方法、さらにはそれを実現した結果に難点が指摘されるとすれば、それらをクリアーすればよいといえる。たとえば、機会の平等が保証されるか否か、格差の拡大をもたらすのではないか、一定の価値観を強要することになるのではないか、自己責任の主体であることを切り崩すのではないか、人間存在の偶然性・有限性という不確かさを解消するのではないか、などである。

機会の平等と格差解消に関しては、望めばだれでもエンハンスメント医療が受けられるような標準化を実現していけばよいといえる。価値観の強要、たとえば整形における美的ステレオタイプに関しては、クローン技術の問題点である、自己同一性を困難にするようなエンハンスメント医療は、それが理解されさえすればだれも試みなくなるであろう。それゆえ、エンハンスメント医療の目指す方向はクローン人間化であってはならない。また、エンハンスメント医療によるさまざまな能力の改良は、出発点を標準化するのであって、自己責任の主体であることを放棄させるものではないといえる。たとえば、運動能力の強化は、だれもが行なうと、それが出発点になるだけで、その後の努力・精進が正当に評価されることになる。

さらに、エンハンスメント医療は人間存在の不確実さを解消することはなく、アンチエージングのように、たかだか改善するだけであろう。仮に、解消するとすれば、三で吟味したように、そのような生は人間の生とはならない。この意味では、遺伝子治療・操作と結びついたエンハンスメント医療は倫理的に問題であり、試みるべきではない。このような場合を除くと、エンハンスメント医療は倫理的に正当化されるのではないか。そうすると、人間の尊厳、生命の尊厳を毀損しない範囲で、限界点を見極めてエンハンスメント医療を標準化していけばよいといえる。

このように、医療技術によって可能な「思い通り」の人生が設計されるとすれば、望ましいことであろう。もちろん、それは誕生と死を「思い通り」にすることではなく、人生の奥深い意味は「思い通り」にならないことにこそあることを認め、さらに自己責任の主体であることを放棄させるものではないことを前提したうえでである。こうして、さまざまな条件の下で、よりよい人生のために、エンハンスメント医療もそれを助ける技術的手段として肯定するということである。要するに、われわれの可能性を高め、われわれがよりよい人生を生きることを可能にするためのもので、われわれが自己の人生をより自律的に生きることを可能にするエンハンスメントでなければならないのである。

■終末期医療

医学・医療の敵手と考えられる死を克服する試みが不老不死を実現するとすれば、それはむしろ、人間にとって呪いであった。人間にとって、生は有限であるからこそ「かけがえのない」人生となるのである。不老不死を実現することが「思い通り」であるとすると、それは間違った願いなのである。それゆえ、われわれにとって望ましい医療は、不老不死を実現することではなく、有限な生を、自覚的に最後まで生き抜くことができるような医療である。その意味で、終末期医療は、医療技術による苦痛緩和を前提としたうえで、生と死の意味について語り合う、ロゴセラピーを主体とする医療になるといえる。

六　おわりに

医学・医療は、人間が健康に生きることを可能にするため、病気や死と闘う。医学・医療によって病気がなくなり、死がなくなることが、目指される。そして、できればより健康的で、より強く、より優秀で、より美しくあることが願われる。その願いを実現するため、医学・医療の進歩、技術革新がなされてきた。

しかし、よく考えてみると、病気ですら、人生の奥深い意味を開示させうる。まして、死は、それがあることが人間の生を「かけがえのないもの」にするのである。それゆえ、生老病死は人間の「思い通り」にならないということが、人間の生にとって不可欠な構成要素としてあると考えられるのである。これは、闘っても勝つことができない壁としての、あきらめるしかない対象であるという意味ではなく、そのあることが人間の生を人間の生たらしめている、なくてはならないものという意味である。

そうすると、医学・医療の生老病死との闘いは、誕生と死に囲まれた人生を、より健康にすごせるようにすることで人生に彩りを添えるはたらきをしているのであるが、生老病死を最終的に乗り超えるものではない、ということである。人間はみずからを生み出すことはできないし、老いて病に臥すことが死への準備をさせてくれるのであり、死は生を「かけがえのないもの」にするのである。

科学的な探究は、「知恵の樹」からその実を食べた人間の運命である。それはもはや後戻りできない。しかし、その実は「善悪の知恵」の実なのである。医学・医療の健康への願いは、「善悪の知恵」の探求と相まってこそ、真によき願いとなることができる。「善悪の知恵」＝「倫理的な知恵」こそが、医学・医療の可能性と限界を真に知らせることができるといえよう。

このような視点のもとに、医学・医療の方向性を定め、可能性を切り拓いていくことによって、医学・医療はわれわれの生活を支え生活の力となっていくだろう。それは、人間が長年にわたって形成してきた、そして形成しつつある行動様式の体系である文化を健全に形成していくことになるといえよう。

■推薦図書案内

フランシス・フクヤマ、鈴木淑美訳『人間の終わり——バイオテクノロジーはなぜ危険か』（ダイヤモンド社、二〇〇二年）

医学・医療技術によってこれから起こるであろうことを見通し、なにを根拠になにを守るべきかを論じた好著である。

生命環境倫理ドイツ情報センター編、松田純・小椋宗一郎訳『エンハンスメント――バイオテクノロジーによる人間改造と倫理』（和泉書館、二〇〇七年）

ドイツで展開されているエンハンスメントをめぐる議論を紹介した文献で、問題となる議論を広範囲にわたって紹介した好著である。

ジープ／バイエルツ／クヴァンテ著、ジープ／山内廣隆／松井富美男編・監訳『ドイツ応用倫理学の現在』（ナカニシヤ出版、二〇〇二年）

ドイツにおける生命倫理学の基礎的研究を紹介した好著である。

篠原駿一郎・波多江忠彦編『生と死の倫理学――よく生きるためのバイオエシックス入門』（ナカニシヤ出版、二〇〇二年）

生命倫理学の諸問題を初学者にも分かりやすく展開した好著である。テーマは、クローン技術、人工妊娠中絶、出生前診断、臓器移植、安楽死、エイズ、脳死、などである。

第十二章　「安楽死」は「よい死」なのか

——安らかな死の文化の復活を求めて——

篠原駿一郎

❖概　要

いわゆる安楽死は自殺、そして自殺幇助、である。そして、この安楽死の是非にかかわる問題は、医学医療の科学技術主義、生活の場からの死の追放、そして自己決定権の過度の拡大が生み出したものである。医学医療が本来の姿を取り戻し、われわれがあるべき死の文化を再構築し、自己決定権を適切に行使するならば、そのときにこそ、「安楽死」問題は解消し、われわれは本当の意味での「安らかなよい死」を迎えることができるであろう。

一　安楽死は自殺である

■人間と自殺

人間はみずからの死を意識する、おそらく、きわめて稀有な動物である。しかも自分自身の死を経験できないにもかかわらず、あるいは少なくとも（論理的に）生きているあいだには経験できないにもかかわらず、みずからの死について思い煩い、そして恐れる、という矛盾を生きる動物である。したがって、自殺という行為そのものにもその矛盾が引き継がれている。つまり自殺によって生を否定するつもりが、自死の後には否定された生、すなわち、死んでしまった自分、も存在しないという矛盾である。簡単に言えば、人間は自分の死という妄想に惑わされ、自分の命を絶つであろうと予想される行為をとる、つまり自殺をする、のである。

人間はまた意味に生きる動物でもある。われわれは自分の行為にさまざまな理由を付ける。重要な行為であればあるほど、それは重要な意味づけがなされているということである。したがって、われわれがみずからの命を絶つ決断をするときには、それ相応の意味づけを必要とするのも人間の本性のしからしむるところであろう。

自殺にはどのような意味づけがなされるのであろうか。たとえば、責任を取るという意味づけのもとに死を選ぶ場合（たとえば、切腹）もあれば、家族や同胞の犠牲になるという意味を引き受けて命を捨てる（たとえば、死を覚悟して戦場に赴く）こともある。それは、みずからの死を肯定的に評価しての自死、積極的自殺、と言ってよいであろう。しかしまた、人はみずからが耐えることができない苦痛のために、いわば逃避的に自殺をする場合もある。身体的あるいは精神的苦痛を逃れようとして命を絶つ、あるいは自分の生に意義を見出すことができずに死を選ぶ、という、いわば、消極的自殺である。

■安楽死という自殺

さて、本章のテーマは、よい死とはいかなるものであるか、であるが、その中心には、文字通り「安楽死（euthanasia）」の問題がある。「安楽死」の意味は、とりあえず、緩やかに、「医療者や家族の助けを借りて自殺をすること」としておこう。安楽死は自殺である。それは、現実には、たいていの場合、「末期の患者が心身の苦痛を逃れるため、あるいは、生き続けることの意義を見出せないための自死、あるいは自殺幇助の依頼」である。この自殺は、前節の分類に従えば、消極的自殺であると言えるだろう。

もとより、人間は意味に生きる動物であるから、消極的自殺であっても、みずからの死をみずからに納得させ、あるいは他者にも同意してもらい、死の自己決定を賢明な判断であると評価したい、あるいは評価してもらいたい、という動機が働く。死期が迫ったとき、われわれは自分の苦しみを逃れたいだけでなく、家族や周囲に及ぼす負担を心苦しく思い、また、自分の潔い死の受容を人びとに示したいと思うであろう。したがって、安楽死の選択は、尊厳ある死の選択であると考えたくなるのは当然である。その意味づけに偽りがあるとは思わない。しかしながら、やはり、安楽死が身体的あるいは精神的な苦痛からの逃避であるという側面は否定できないであろう。

この、安楽死は消極的自殺である、ということをはっきりと確認しておくことは重要である。つまり、消極的自殺は、当人のどのような正当化や意味づけがなされようとも、そこに生への執着の気持ちが内含されているということである。そのことは、死を決意させた原因や状況が改善され、あるいは克服されれば、死の決意が翻意され生への回帰が期待できるということである。つまり、簡単に言えば、われわれは彼を自殺願望から救い出す可能性が残されているということである。

■安楽死願望への対応

安楽死は、一般に、臨床の場面で生じる問題であると考えられている。しかしこの問題にどう対応するかは、やはり、まず、自殺一般について考えるのが助けになろう。

われわれの家族の一員が、あるいは友人の一人が、自殺願望を口にしたとしよう。彼の死の決断の理由は、人間関係の失敗であるかもしれないし、仕事の挫折かもしれない。あるいはまた、不治の病による絶望や、それによって引き起こされる身体的あるいは精神的な苦痛であるかもしれない。さらに、そのような自殺願望は厭世的なあるいはスピリチュアルな無常観を醸成し、いわば形而上学的な死に導くものとなるかもしれない。

そのとき、まず、われわれの取るべき態度は、彼に死の選択をもたらしたところの原因を聞きだし、その原因を取り除くことによって彼をその苦境から救えないだろうかという配慮であろう。また、彼がその苦境によって、たとえば、うつ病のような、精神的な病を患っているのではないかと考えるであろう。その場合には、もちろん医療的な対応が考えられるべきである。われわれは、彼の自殺の決意に対して、決して、その死の選択を支持したり、それを尊厳ある選択として誉めそやすことはしないであろう。いわんや死の幇助を申し出ることもないであろう。

さて、本章の安楽死の問題に焦点を絞ろう。実は、上に述べたことからも分かるように、安楽死に賛成するかどうかということは、病苦あるいはそれに誘引された精神的な厭世の気分に陥って自殺を決意しようとするような状況にある人にどう対応するのが適切かという問題なのである。つまり、安楽死という自殺の願望にどう対応するかということである。答えはおのずから明らかであろう。

安楽死願望の患者に対して、われわれがまずとるべき方策は、そのような心情をもたらした原因を取り除く手助けをすることである。あるいは適切な医療サービスを受けるように促すことであろう。決して、その願望の真正性を確かめることでもなければ、自己決定権の尊重といったものではないであろう。ましてや、安楽死問題、つまり自殺問題、を社会の制度に組み入れるために法を整備するといったものではないであろう。一体だれが、一般的な自殺法などの制定を考えるであろうか。

もちろん、緊急避難的に患者を死なせてあげなければならないような事態はあるかもしれない。しかし緊急事態はいかなる問題にもあるのであって、社会の制度として位置づけられる安楽死問題に、そのような緊急避難は考慮すべきではない。たとえば無辜の人を殺さなければならないという緊急避難的事態もあるかもしれないが、だからといって、一般的に殺人を正当化するための社会制度や法の整備を考えるわけではない。

まずは一般的な状況においてなぜ安楽死問題が生じるのかを検討してみる必要がある。私が考えるに、安楽死問題は、一つには医学医療の発達による医原病的側面、次に、われわれの死の文化の変容によるもの、そして三つ目には自己決定権の過度の拡大が生み出した問題である。次節でその問題を順次考える。

二　なぜ安楽死が問題になるのか

■医原病としての安楽死

安楽死問題の発生の原因は、まず医学医療の患者に対する過度の介入である。本来、医学医療は、身体あるいは精神の不調を訴える患者に対して、みずからの回復力を補助する施術を行なうものであろう。「病気は患者が自分で治すものである、医学医療はその手助けをするにすぎない」と言われる所以である。

もちろん、近年の医学医療の発達は、そのような穏やかなレベルを超え、患者の身体に積極的に介入するようになってきている。複雑な手術、高品質の薬物使用、繊細な放射線照射、あるいは生命維持のためのさまざまな理論と技術は、従来の、患者を癒す（「医」も「療」も「いやす」の意）といった医学医療の働きを大きく変えつつある。もちろん、それによって人類の福祉の向上に大きく貢献してきたことを評価するのに吝《やぶさ》かではない。

この医学医療の発展は、医学医療が科学技術として認識されてきたことと軌を一にしている。現在では多くの医者が自らを科学者と認識しており、またそのような自己規定的発言もしばしば聞かれる。そして、いったん科学技術という認識が深まれば、医学医療は科学技術としての発展・拡大の道を追求していくことは必然であろう。

物質科学という学問が技術と結びつき、ここ数世紀のあいだに高度な発展を遂げたように、科学技術というものは、それ自身の論理に従い自律的に発展を続けるという宿命を背負ったものなのである。科学技術の発展の中断や停止は科学技術そのものの衰退と死を意味するのである。そして、医学医療を含む生命科学技術の発展も、もちろん、科学技術がもつ同じ本性を共有している。高度な検査方法の開発と、それに基づく身体機能回復の技術は、まさに先端科学技術のそれである。身体は、あるいは精神までもが、複雑で繊細な物質あるいは物質の働きと捉えられ、必要な修復がなされ、場合によっては改造や増強（エンハンスメント）が行なわれる。

さて、このような科学技術としての医学医療にとって、その成功あるいは成果とはなんであろうか。それは患者の身体の対象部位の修復改善であり、トータルな人間として考えれば、その延命の拡張ということであろう。そしてこの延命の成功こそが最終的な医学医療の成功の証である。たとえば、重篤な疾患に関する手術は、術後数日か数週間の生存が実現されれば成功といわれる傾向が強いが、その生存期間が数か月あるいは数年と延びていくことは医学医療の輝かしい成果として認識される。

この「延命」という単純で分かりやすい評価基準が医学医療で大きな価値をもってくると、必然的に、患者の人間としての全体性、あるいはその人生や生活の全体像が見失われる。すなわち、延命至上主義の下、生活者としての患者の尊厳が見失われる事態を招くことになるのである。たとえば、食事ができなくなれば身体にチューブを差し入れて水分や栄養素を補給し、心肺機能が低下すれば機械に接続してその機能を維持しようとする。もちろん、一時的なしのぎとしてそれらの技術が利用されるときは必要な処置であろう。ところが、回復の見込みがないにもかかわらず延命だけの目的で延々とそれらの処置が継続される傾向にある。延命がなされているあいだは医学医療の敗北はないかのように。

そのようにして延々と続く延命処置によって当然ながら苦痛も引き伸ばされることは必定であろう。がん細胞もますます元気になるであろう。ここが痛みの緩和処置と延命処置とがせめぎあう場となる。これはデリケートなせめぎ合いである。薬物によって意識レベルを低下させていけば苦痛は和らぐかもしれないが死も近くなるというわけである。しかしながらこのバランスは、上に述べたように科学技術的傾向を強める医学医療の立場からは、どうしても延命の方に傾きがちである。患者を死なせてしまえば科学技術としての医学医療の失敗であり敗北であるからである。

かくして、医学医療が科学技術として発達する以前の患者がそうであったようには、現代の患者は静かに死んでいくことができなくなっているのである。動物たちを見れば分かるように、われわれ人間も、もっと静かに安らかに死を迎えることができるのが自然の姿ではなかろうか。文字通りの「安楽死」すなわち「安らかな死」を現代人は失ったのである。このようなしばしば苦痛に満ちた死を迎えなければならないという医学医療が作り出した状況こそが、現在の、いわゆる安楽死問題を生み出しているのではないだろうか。これはまさに「医原病」の一つと呼ばれるべき側面をもつのである。

■家族と生活から遠ざけられた死

もちろんこのような状況を生み出したことの原因は医学医療の側にだけあるのではない。われわれ患者の方にももちろん原因がある。それは、われわれの文化が急速に死の文化を失いつつあるということである。

家族の形態の変化によって、核家族化され多くの夫婦が共に働きに出ている家庭には病人をケアする時間もなければ人もいないので、病人は家庭にとどまることが許されない。病気になれば病院に運ばれるが、それは、後で述べる治療の効率の問題だけではない。だれが家庭で病人のケアをするのか、だれも家にはいないので、患者は家にとどまることはできず、病院に送られるしかないのである。

そのことは、家で死ぬことも許されないということである。「畳の上で死にたい」とは古い言葉だが、それは野垂れ死にせずにまっとうな死に方をしたいということであり、たいていの人は畳の上で死んだものである。現在は、調査をすれば、ほとんどの人が家で死にたいと思っているにもかかわらず、ほとんどの人が病院で死ぬ。昔とは違った意味で「畳の上で死にたい」は儚い願いなのである。

また、医療の高度化と効率化、といった状況下で、病人は設備の整った施設で集中的に管理される必要があり、病人は病院に閉じ込められ、たいていはそこで死を迎えることになる。こうして患者は生活の場から隔離され、家族の方も患者との心のつながりを失っていく。そして、家族は送り出した病気の家族が病院で生き続けていることにのみ安堵を覚えるようになるのである。時折のお見舞いで生存を確認して、それで良しとすることになる。「臨終の時には病院に駆けつけましょう、でも先生、なるべく長く生かし続けてください」というわけである。

こうして家庭から死が遠ざけられ、死は忌まわしいもの厭わしいものであるという情想を醸成していく。多くの人たちが病気の家族を看取ることもその死を目撃することもない。そこでは、患者の孤独は理解されることなく、家で死にたいという願望もほとんど考慮されなくなる。家庭からも生活の場からも死は嫌われ追い出され、死は人生の自然なありふれた一部であるという健全な情想が失われていく。

ここでは、前項で論じた医学医療の延命第一主義と軌を一にする、単純な長命主義がはびこることになる。日常の人びとの口の端に上る長生き志向を鑑みれば分かるであろう。かつては、人びとは死に逝く人を見送りながら、そこに悠久の命の連続をも見たであろう。一つの死はまた新しい命の誕生の欠くべからず要件であるという感覚を失い、一つの個体の生の延長にこだわるところから、無駄な延命の結果、苦痛の延長をもたらし、そして安楽死問題を引き起こすのである。

■自己決定権と安楽死

ここで、大きく視点を変えて自己決定権の問題を考えてみる。自己決定権はいわゆる人権問題の一つであるといわれる。確かに公民権運動や女性解放運動に続く、医療の場での患者の権利運動として捉えることができよう。おそらくヒポクラテスの昔から、医者は患者に対してパターナリスティックに接してきたであろう。医者と患者の立場は普通に考えれば対等ではない。患者は弱い病人であり医者に助けてもらわなければならない。そのような状況では、医者に求められる倫理観はほとんど善行だけであるといってもよい。医者が善意の人であれば、患者にとって最善の治療法はなんであるかを、ほとんど一方的に決めたであろうし、患者は説明を求めることもなく、それに従うのみであったろう。

そのような伝統的な医学医療に欠けていた倫理は、患者の立場への配慮、患者の価値観の尊重、といった患者サイドに立った医療を提供するという観点である。医療の側が考える患者のベストではなく患者自身が考える患者のベストが尊重されなければならなくなったのである。それが、「患者の自己決定権」という新しい概念を生み出したのである。いまや医者は患者の病状について、十分な情報を与え、選択肢を示し、患者を納得させたうえで治療に当たらなくてはならなくなりつつある（いまだに医者は、ほぼ一方的に特定の検査を必要と決め、事前に料金を提示することもしないが）。

この患者の自己決定権の尊重は、もちろん、方向としては間違ってはいない。患者がどのような処遇を受けたいかは、まさに、患者の価値観、思想信条、に依存するのであり、その多様性を考えれば当然のことであろう。それは、近年の民主的な、あるいは個人主義的な思想の広がりと軌を一にするものでもある。だれもが、言われてみれば、「そうか、私の病気は私の問題だ、どのような治療を受けたいかを決めるのは私の権利だ」と即座に納得し受け入れてきたのである。

しかしながら、この権利の重視は、また、われわれの心のなかに、「私の命は私のもの、それをどうするかは私の問題」という思念を生み出していく。そこにある個人主義的権利意識は、われわれが生きている社会や共同体、あるいは家族や友人たちとの共感の意識を縮小し消滅させていく。あるいは広義の宗教的な意味での、自然から命を賜り、やがては自然に帰ってゆくという命のありようを忘れさせていく。つまり、われわれは社会によって人びとの配慮によって、そして自然の妙なる采配によって生かされているという情想を失っていくのである。

そのような情想背景の下に、われわれが臨死の状況におかれたときに、前の二項で述べたような状況とあいまって、患者の自己決定権が死の自己決定へと拡大されていくのではないだろうか。生きているのが苦痛である、自分の生に意義はない、と覚悟したときに、自分の死は自分で決定できるし、決定してもよいし、それこそが自分の尊厳ある選択であるという思念に至るのではないだろうか。

いかなる権利も、その限界を有し、また節度を必要とするものである。とりわけ自己決定権のような自己の欲望を肯定する、ややもすると品格を落とす可能性のある権利はそうである。医療に対して、自分の気持ち、価値観、生き方を尊重したサービスを求める権利が、ある意味では節度を失い、死の自己決定権にまで不当に拡大したものと言わなければならない。

三　安楽死問題の解消に向けて

さて、一では安楽死についての予備的な考察として、安楽死は自殺であるということ、したがって安楽死は自殺の観点から考えられるべきだということを論じた。そして二では、いわゆる安楽死問題を生み出したところ三つの要因を考えてみた。すなわち、医学医療がもたらした原因、われわれの死の文化観の変容がもたらした原因、そして、われわれの自己決定権の不当な拡大が生み出した原因を指摘した。

では安楽死問題にどのように対応すべきかというのが本節のテーマである。それはすでに前の節で示唆されていたことであるが、その各項に対応させて、本節では、さらに詳しく敷衍することにする。

■安楽死問題を生み出さない医学医療を

まず、医学医療のあり方である。医学医療はその原点をもう一度省みる必要がある。われわれの身体は命あるものである。しかもその身体は精神と一体化した存在である。身体そのものの複雑さに加え精神の複雑さが加わる。そのことは、そこに、われわれの人生や価値観、あるいは社会のあり方や文化が密接に関係してくるということである。そこには単なる科学技術では対応できない要素が複雑に織り込まれているということを忘れるべきではない。

科学技術的要素は、確かに現代の高度な医学医療にとっては重要な要素である。しかし医学医療は科学技術的側面を有するけれども科学技術そのものと考えるべきではない。そして医学医療の原点に立ち帰るならば、延命第一主義でなく患者の死の受容とともに歩いていく医療になるべきであろう。それは安楽死という緊急事態を招かないような医療を行なうということである。そもそも、患者を死なせてやる、自殺幇助、といったことは医学医療の本道を逸脱したものである。

前節の初めに示唆したように、医学医療は延命第一主義に陥ることなく、患者の死の受容に寄り添い、本当の意味で安らかな死を迎えることにこそ手を貸すべきである。そのことは、先に述べた苦痛の緩和と延命とのバランスを今よりもはるかに苦痛の緩和の方に向けるということである。死に向かう患者に寄り添いもっと早い段階から積極的に苦痛を和らげる処置に取り組むということである。それは苦痛の緩和に資するさまざまな薬物の使用を積極的に使用するということであり、逆に無意味な栄養補給や治療薬の使用を控え、また、生命維持のための機器の無駄な使用も控えるということである。

日本における近年の調査（日本医師会二〇〇八年二月調査、全診療科の医師一六万七五二三人のうち三六・六パーセントが回答）では、「痛みの緩和に関する知識や技術が十分にある」と回答した医師は二割にとどまるということである。さらに、緩和ケアにかかわりたいと考えている医師は「ある程度」を含めて五八・三パーセント、「患者への病状説明が不安」な医師は三三・五パーセント、「患者と死について話すことが負担」は三七・一パーセントであったという。

これらの数字は、現実の医者たちの念頭には病気治療や延命への志向はあるにしても、死に対してはほとんど気持ちが向いていないことを示唆している。最近の進んだ緩和ケアの知識や技術は、ほとんどの痛みをコントロールできるとまで言われているのであり、したがって、緩和ケアについての医師の研修や制度の整備が必要とされるということであろう。

つまりは、延命第一主義を控え、無駄な治療の早期停止と、緩和ケアへの早期介入とによって、安楽死すなわち自殺幇助という本来の医療を外れた方向への逸脱は免れるものと思われる。痛みや苦しみから解放された患者は、たとえ残された命がわずかであっても、その生の肯定に向かうと言われている。そして、それは、いわゆる安楽死問題の解消を示唆するものである。

■死を厭わず死を身近にする死観を

次は、われわれの、死に対する情想の問題である。死そのものがわれわれの生活や文化から遠ざけられている問題は簡単な問題ではない。一応の天下泰平と飽食の時代にあって、皮肉にも人びとは生きる切実な目標を失いつつある。そして、健康と長生きというのがささやかな人生目標になっている感があり、死にはあまり身近にいてほしくないという心情のようである。葬儀場を病院の近くに建設するのはけしからんと猛反対している町内の看板を目にしたことがあるが、生老病死が人生のありふれた相互に親密な出来事だという感覚を失っている好例である。

そういうことなどを考えると、根本的には死を生活の場に人生の場に、そして家庭や地域社会に取り戻すべきだということになるだろう。自分が生まれ育った地域で自分の家で死にたいというほとんどの人びとの願いは実現不可能なことなのだろうか。いまさら家族制度を復活したり女性を家庭に呼び戻したり、あるいは地域社会の活性化を叫んでも詮無きことなのだろうか。

現実的な方策は、在宅ホスピス、在宅ケア、といったところであろうか。しかるべき行政の支援を得ながら、家族の、そして病院や医師などの医療スタッフ、あるいはボランティアなどの協力によって、末期患者の在宅での安らかな死を看取るということであろう。そういうケアシステムが充実してくれば、われわれは自然な形で人の死を受け止め受け入れていけるようになるのではないか。

もちろんそういう状況では、無理な延命も控えられるであろうし、したがって安楽死問題そのものが解消されていくものと思われる。死は悲しいものであるが、命あるものにとって自然なことであり喜ばしくもあるのである。そういう健全な文化を醸成すべきであって、自殺を許すかどうかといったレベルで死は論じられるべきではないだろう。

■死ではなく治療法に対する自己決定権を

最後に論じるべきは死の自己決定権の不健全性である。これもすでに前節で三番目に示唆したことを敷衍するだけである。患者の自己決定は、確かに、重要な権利ではある。それは患者の人生が尊重され、当人の価値観が配慮されるような医療サービスを受けるということで、これからの時代に不可欠の権利であり、そのことはいまだに医療者と患者の双方にとって十分に認識されているというわけではない。

その一方で、その権利を押し広げ死の自己決定にまで及ぼすのは逸脱といわざるを得ないであろう。自己決定権というのは医療者と患者というごく限られた関係のなかにある権利関係であって、われわれの命あるいは人生が総体としてかかわるような権利ではないのである。つまり、われわれは一人で生きているわけではないし、われわれの死もわれわれ自身にかかわるだけの問題でもない。

つまり、われわれの死は家族の悲しみでもあり友人たちの悲しみでもある。また、治療にあたっている医療者にも関係あるし、同じような病と闘っている患者たちにも関係がある。死は、ただ単に、自分の命の問題だけではなく、したがって、どのように死ぬかは私だけの問題である、ということにはならないのである。いわんや、神や自然の力を凌駕するような権利ではない。

そうは言っても、生き続けることこそ重要であると言っているわけではない。死は私の問題である、私の権利であるという発想を否定しているのである。もっと穏やかに自然の摂理に従って皆に見守られながら死を受容していくという発想が大切だということなのである。

したがって、自己決定権というのはわれわれ自身の死についてではなく、臨死の医療の場で、われわれが受ける医療サービスについて行使される権利と考えるべきではないだろうか。つまり、われわれに死が迫ったときに、無駄な治療を断り安らかに死を迎える準備をするために自己決定権を行使すべきなのである。これはあくまでも治療に対する自己決定権の行使であり、たとえそのことが自分の死を早めることになったとしても、それは死の自己決定ではない。そのような治療中止決定の勇気をもつ必要があるということではなかろうか。

四　おわりに

オランダは、世界に先駆け安楽死を制度的に整備した安楽死先進国として知られている。その結果、オランダでは、安楽死の適用が肉体的苦痛だけでなく、肉体的苦痛をともなわない精神的苦痛だけを逃れるためにも拡大されているという。さらには死期の迫った患者のみならず慢性患者にも安楽死が認められることが多いという。また、そういう社会的情想の下に、まだ生き続けたいと思う末期の患者にも、死の選択の圧力がかかっているとも言われる。こういういわゆる滑り坂は予想するに難くはない。人びとが軽々と自殺を選びまた選ばされるといった文化は美しいとも善いとも評されないであろう。

さらにまた、オランダでは医療者が死に介入することによって、ある意味での社会的権力を強めているという。いつの間にか、医師は病める人を癒し健康を回復するという本来の役割を逸脱し、人びとの死をコントロールする力を得つつあるという。その一方で、緩和ケアという理念も技術も他の先進国に遅れをとっている状況だという。まことにおぞましい事態ではなかろうか。

われわれは科学技術的医学医療の過度な介入を退け、死をわれわれの人生と生活の感覚にあったものに取り戻し、自己決定権といった下品な権利の下に死をもてあそぶのではなく、自然の手にゆだねられた安らかな死を復活させるべきである。そうしたときにいわゆる安楽死問題は解消し、本来の意味で安らかな死を迎えることができるのではなかろうか。

■推薦図書案内

ハーバート・ヘンディン、大沼安史・小笠原信之訳『操られる死――〈安楽死〉がもたらすもの』（時事通信社、二〇〇〇年）

安楽死先進国のオランダでなにが起こっているか。アメリカの精神医学者で長年にわたり自殺研究を続けてきた著者による詳細なレポートと批判である。患者の自己決定権を尊重したかのように見える安楽死の合法化が、医師の権力を強め患者の人権を損なうことになる、というパラドクシカルな事情が述べられている。

あとがき

現代の医学・医療技術の進歩は目覚ましいものがあり、生殖医療においては、人工授精、体外受精、代理母、による子どもの出産を実現し、さらにはクローン技術の適用可能性をも探り始めている。また、出生前診断や着床前診断を可能にし、さらには、遺伝子情報の取得と病気の発現形態との因果的関連の知識が、遺伝子治療・操作の技術開発へと導きつつある。この技術は、さらに、親の望む遺伝子を有する子どもの樹立（デザイナー・ベビー）の可能性を開くものとなる。

出生後においては、身体とこころの健康回復・維持のためさまざまな技術革新が進行中である。身体の損傷・負傷などについては、義足・義手から、ロボットレッグ・アームへ、また、義眼・補聴器から、コンピュータ技術を駆使し脳神経へ直接情報を送ることで目と耳の機能を代行させる技術へ、さらには、考えるだけでコンピュータを介して失われた身体の一部を代行させるなど、工学技術と結びついた身体機能代行の技術の進歩には目覚ましいものがある。機能消失に陥る臓器に関しては、もちろん、臓器移植が医療行為として標準化されつつあり、さらには、患者から作製されることで副作用の心配のない万能細胞による臓器複製が将来的に開発されようとしている。

顔の損傷・負傷を回復する形成技術は、より若々しく美しい健康的な顔の整形を目指すものにもなりうる。また、歯並びの矯正は、咀嚼力を高め健康的な身体作りを可能にするが、同時に顔面の整形の一部としても捉えられる。こうして、これらは、品質・能力を高め強化するという意味のエンハンスメント医療への可能性を開く。人間の行動とくに社会的行動に影響を与える行動矯正的エンハンスメントは、こころの健康状態の標準化ともいえるが、それは薬物療法によっても可能となりつつある。

そしてさらに、医学・医療は、健康で長生きしたいという人間の希望に応えるべく老いと死に対する闘いに挑んでいる。こうして、緊急救命装置が開発され延命治療も可能になった。さらには、生殖細胞、癌細胞、ある種の幹細胞がするように無限に細胞分裂を繰り返させることで、不老不死の実現も夢みられるようになった。

このように、健康という指標から人間の生死に関与する研究である医学と、その成果に基づいて人間が健康に生きるために行なわれる治療行為である医療は、人間の誕生から死に至るまでの全範囲にわたって、人間が健康に生きるために闘い、病気の治療、健康の回復・維持に努める。それは、人間の健康に生きたいという願望を叶えることである。しかし、そのことが、医療技術の開発・革新にともなって、人間の生死を操作するまでになってきている。

このような状況のなか、本書は、現代医療において生じてきた生命倫理の諸問題を、医学・医療の原点に立ち返ることで、今一度、その意義を問い直そうと試みたものである。医学・医療が目標にする人間の健康の回復と維持は、人間がよりよい人生を歩むため、幸福な生を生きるためである。それゆえ、本書は、この原点に立ち返って、よく生きること、よく死ぬこと、の意味を問い直し、それを踏まえつつ、医学・医療の諸問題を検討した。

各論者が試みたそれぞれの吟味が、現代の医学・医療の倫理的な諸問題にいくばくかの光をさしかけているとすれば幸いである。

私たち福岡応用倫理学研究会のメンバーは、一九九五年十二月から月に一度、応用倫理学の諸問題を検討してきており、それを共著というかたちで公表してきた。これまでに、『生と死の倫理学』『男と女の倫理学』を公刊してきたが、今回も、津久井輝夫氏のお力添えのお陰で本書を公刊することができた。ここに改めて深甚の感謝を捧げたい。

石橋孝明

マ　行

ヤ　行

ラ　行

タ　行

ナ　行

ハ　行

サ　行

事項索引

人名索引

第48集，日本倫理学会，1999年），「『道徳の系譜』における金髪の野獣」（『哲学』第53号，日本哲学会，2002年），他。

浅田淳一（あさだ・じゅんいち）

1956年生まれ。九州大学大学院文学研究科博士課程単位取得。フランス哲学専攻。筑紫女学園大学教授。『男と女の倫理学——よく生きるための共生学入門』〔共著〕（ナカニシヤ出版，2005年），『生と死の倫理学——よく生きるためのバイオエシックス入門』〔共著〕（ナカニシヤ出版，2002年），『幸福の薬を飲みますか？』〔共著〕（ナカニシヤ出版，1996年），他。

＊石橋孝明（いしばし・たかあき）

1952年生まれ。九州大学大学院文学研究科博士課程単位取得退学。哲学・倫理学専攻。純真短期大学教授。『男と女の倫理学——よく生きるための共生学入門』〔共著〕（ナカニシヤ出版，2005年），『生と死の倫理学——よく生きるためのバイオエシックス入門』〔共著〕（ナカニシヤ出版，2002年），『今，生きる意味を問う——応用倫理学の諸問題』（ナカニシヤ出版，1998年），他。

斎藤仲道（さいとう・なかみち）

1940年生まれ。九州大学医学部卒。医学博士。産婦人科学専攻。医療法人天神会新古賀病院婦人科部長。『男と女の倫理学——よく生きるための共生学入門』〔共著〕（ナカニシヤ出版，2005年），『生と死の倫理学——よく生きるためのバイオエシックス入門』〔共著〕（ナカニシヤ出版，2002年），『生殖ジェネティックス——ART向上のための遺伝子工学』〔共著〕（メジカルビュー社，1999年），他。

寺田篤史（てらだ・あつし）

1981年生まれ。九州大学大学院人文科学府博士課程在籍。哲学・倫理学専攻。北九州市立看護専門学校非常勤講師。「ベンサム功利主義における権利と幸福」（『哲学論文集』第43輯，九州大学哲学会，2007年），他。

中本幹生（なかもと・みきお）

1969年生まれ。九州大学大学院文学研究科博士課程単位取得退学。哲学・倫理学専攻。西南学院大学非常勤講師。『諸宗教の倫理学——その教理と実生活』〈第2巻 労働の倫理〉〔共訳〕（九州大学出版会，2006年），「合目的性と超感性的基体——『判断力批判』第一部と第二部の統一性」（『西日本哲学年報』第7号，西日本哲学会，1999年），「ショーペンハウアー美学におけるカントとプラトン」（『倫理学年報』第49集，2000年），他。

林　大悟（はやし・だいご）

1973年生まれ。九州大学大学院人文科学府博士課程単位取得退学。哲学・倫理学専攻。九州大学大学院人文科学研究院専門研究員。『男と女の倫理学——よく生きるための共生学入門』〔共著〕（ナカニシヤ出版，2005年），『倫理学を始めよう——論理学からおむつ体験まで』〔共著〕（木星舎，2003年），他。

新名隆志（にいな・たかし）

1972年生まれ。九州大学大学院文学研究科博士課程単位取得退学。哲学・倫理学専攻。九州大学非常勤講師。『男と女の倫理学——よく生きるための共生学入門』〔共著〕（ナカニシヤ出版，2005年），「悲劇への笑い——永遠回帰の肯定における同情の克服」（『倫理学年報』

■**執筆者紹介**(執筆順，＊は編者)

＊篠原駿一郎(しのはら・しゅんいちろう)

1944年生まれ。ロンドン大学(ベッドフォード・カレッジ)哲学部大学院中退。哲学・倫理学・論理学専攻。元長崎大学教授。『哲学するって，こんなこと』(未知谷，2008年)，『男と女の倫理学――よく生きるための共生学入門』〔共著〕(ナカニシヤ出版，2005年)，『生と死の倫理学――よく生きるためのバイオエシックス入門』〔共著〕(ナカニシヤ出版，2002年)，他。

宗　弘昭(そう・ひろあき)

1959年生まれ。九州大学文学部卒。哲学・倫理学専攻。福岡県立修猷館高等学校教諭(公民科・倫理)。『高等学校　新現代社会　改訂版』〔共著〕(清水書院，2007年)，『男と女の倫理学――よく生きるための共生学入門』〔共著〕(ナカニシヤ出版，2005年)，『高等学校公民科指導と評価』〔共著〕(清水書院，2003年)，他。

脇　崇晴(わき・たかはる)

1979年生まれ。九州大学大学院人文科学府博士課程在籍。日本思想史専攻。

山口意友(やまぐち・おきとも)

1961年生まれ。九州大学大学院文学研究科博士課程単位取得。道徳哲学・教育哲学専攻。玉川大学教授。『反「道徳」教育論』〈PHP 新書〉(PHP 研究所，2007年)，『正義を疑え！』〈ちくま新書〉(筑摩書房，2002年)，『情報とメディアの倫理』〔共著〕(ナカニシヤ出版，2008年)，他。

中塚幹也(なかつか・みきや)

1961年生まれ。岡山大学大学院医学科博士課程修了。生殖・産科婦人科学専攻。岡山大学大学院教授。『男と女の倫理学――よく生きるための共生学入門』〔共著〕(ナカニシヤ出版，2005年)，「不妊」(『血液・腫瘍科：造血幹細胞移植のすべて』科学評論社，2007年)，「血液疾患治療時の不妊とその対策」(『血液フロンティア』15(7)，2005年)，「岡山大学ジェンダークリニックにおける性同一性障害121症例の検討」〔共著〕(『産科と婦人科』70(3)，2003年)，他。

よく生き、よく死ぬ、ための生命倫理学

2009年4月25日　初版第1刷発行
2015年2月28日　初版第7刷発行

編　者　篠原駿一郎
　　　　石　橋　孝　明

発行者　中　西　健　夫

発行所　株式会社　ナカニシヤ出版
〒606-8161　京都市左京区一乗寺木ノ本町15
電　話（075）723-0111
FAX（075）723-0095
http://www.nakanishiya.co.jp/

製本・印刷／亜細亜印刷

ISBN978-4-7795-0329-0　Printed in Japan

生と死の倫理学
—よく生きるためのバイオエシックス入門—

篠原駿一郎・波多江忠彦 編

「生命」が技術開発の対象となる時代に、我々はどう生きるかという難問に応えるべく、哲学・倫理学者から現場の医師までが各々の視点で生と死の倫理を論じる。「クローンの世紀」に「倫理する」ための一冊。

二四〇〇円＋税

はじめて学ぶ生命・環境倫理
—「生命圏の倫理学」を求めて—

徳永哲也

今なにが問題でどこが争点なのか、すっきり整理して、応用倫理学が一からわかる初歩の初歩。私たちの幸福な生き方とテクノロジーのあり方を自分の頭で考え抜くための土台を提供してくれる応用倫理学入門。

二五〇〇円＋税

医療と生命
シリーズ〈人間論の21世紀課題〉③

霜田求 他

急速に変容し続ける、医療と生命をめぐる状況。遺伝子操作や臓器移植、頻発する医療事故や医師と患者のあり方など、いま生じている諸問題を整理し、「生命の価値」を問い直す。医療・生命倫理の最適な入門書。

一九〇〇円＋税

看護のための生命倫理［改訂版］

小林亜津子

安楽死、減胎手術、ガン告知、クローンなど、身近な話題を豊富な事例と問題提起とで、何が問題なのかを平易に解説し、読者自らが考える仕掛けの応用倫理学入門。医療・看護の現場で使える事例を満載。

二四〇〇円＋税

＊表示は二〇一五年二月現在の価格です。